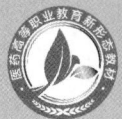

医药高等职业教育新形态教材

U0746324

神经系统疾病康复综合实训

（供康复治疗技术专业用）

主　编　陆建霞　智　娟

副主编　耿姣姣　马小晴

编　委　（以姓氏笔画为序）

王诗玥　李　乐　张恒硕　黄赛男

中国健康传媒集团
中国医药科技出版社

内 容 提 要

本教材以国家康复医学治疗技术（士）资格考试大纲为依据，以康复治疗师必须掌握的临床技能为主线，强调以病例的康复问题和解决方案为切入点，体现重实践、重应用、重技能、重临床思维的编写要求。实训项目涵盖临床常见神经系统疾病，包括：脑卒中、颅脑损伤、脊髓损伤、帕金森病、周围神经病损。每个实训项目前附有实训目的与要求、实训学时、实训准备（包括知识准备、用物准备、资料准备和病例准备）、实训任务、附件材料等说明。每个实训项目按照临床实际工作流程，设计实训任务，包括患者面谈→康复评估→康复治疗/干预三个任务环节。每个任务环节设置内容、操作步骤、任务考核三个部分。每个项目的最后附有相关附件材料，主要包括：实训案例病历资料、康复评定常用量表、练习案例、参考资料等。本教材可供高职高专院校康复治疗技术专业师生教学使用。

图书在版编目（CIP）数据

神经系统疾病康复综合实训 / 陆建霞，智娟主编. — 北京：中国医药科技出版社，2022.11
医药高等职业教育新形态教材
ISBN 978-7-5214-3469-9

Ⅰ. ①神… Ⅱ. ①陆…②智… Ⅲ. ①神经系统疾病—康复医学—高等职业教育—教材 Ⅳ. ①R741.09

中国版本图书馆 CIP 数据核字（2022）第 195440 号

美术编辑 陈君杞
版式设计 友全图文

出版 **中国健康传媒集团** | 中国医药科技出版社
地址 北京市海淀区文慧园北路甲 22 号
邮编 100082
电话 发行：010-62227427 邮购：010-62236938
网址 www.cmstp.com
规格 787 × 1092mm $\frac{1}{16}$
印张 11 $\frac{1}{4}$
字数 244 千字
版次 2022 年 11 月第 1 版
印次 2022 年 11 月第 1 次印刷
印刷 北京紫瑞利印刷有限公司
经销 全国各地新华书店
书号 ISBN 978-7-5214-3469-9
定价 **49.00 元**

获取新书信息、投稿、为图书纠错，请扫码联系我们。

版权所有 盗版必究
举报电话：010-62228771
本社图书如存在印装质量问题请与本社联系调换

医药高等职业教育新形态教材

建设指导委员会

主 任 委 员　陈国忠（江苏医药职业学院）

副主任委员　高璀乡（江苏医药职业学院）

　　　　　　夏立平（江苏护理职业学院）

委　　　员　王庭之（江苏医药职业学院）

　　　　　　何曙芝（江苏医药职业学院）

　　　　　　于广华（江苏医药职业学院）

　　　　　　吴　芹（江苏医药职业学院）

　　　　　　俞　敏（江苏医药职业学院）

　　　　　　徐红涛（江苏医药职业学院）

　　　　　　陆建霞（江苏医药职业学院）

　　　　　　杨留才（江苏医药职业学院）

　　　　　　王英姿（江苏医药职业学院）

　　　　　　袁金勇（江苏医药职业学院）

　　　　　　魏志明（江苏医药职业学院）

　　　　　　董安定（江苏医药职业学院）

　　　　　　孙雯敏（盐城市第一人民医院）

　　　　　　宋建祥（盐城市第三人民医院）

医药高等职业教育新形态教材

评审委员会

主 任 委 员　杨文秀（天津医学高等专科学校）

副主任委员　瞿才新（盐城工业职业技术学院）

　　　　　　时玉昌（江苏卫生健康职业学院）

委　　　员　许光旭（中国康复医学会）

　　　　　　胡殿雷（徐州医学院附属第三医院）

　　　　　　李雪甫（江苏护理职业学院）

　　　　　　方明明（江苏卫生健康职业学院）

　　　　　　胡　勇（江苏护理职业学院）

　　　　　　吕　颖（江苏医药职业学院）

　　　　　　孔建飞（江苏医药职业学院）

　　　　　　郝　玲（江苏医药职业学院）

　　　　　　顾　娟（江苏医药职业学院）

　　　　　　辛　春（江苏医药职业学院）

　　　　　　张绍岚（江苏医药职业学院）

　　　　　　张　虎（江苏医药职业学院）

　　　　　　王　玮（江苏医药职业学院）

　　　　　　周　慧（江苏医药职业学院）

前　言

神经系统疾病是临床上导致残疾的常见疾病。神经康复主要是针对神经系统疾病所致的功能障碍进行康复预防、康复评定和康复治疗。神经康复的正确实施对减轻患者功能障碍程度，提高其生活质量，具有非常重要的意义。

"神经系统疾病康复"是高等职业教育康复治疗技术专业的核心课程之一，具有很强的实践性。《神经系统疾病康复综合实训》是该课程的配套实训教材，同课程教学紧密结合，教材内容突出课程实训的具体过程和方法。本教材包括脑卒中患者康复、颅脑损伤患者康复、脊髓损伤患者康复、帕金森病患者康复、周围神经病损患者康复，共5个实训项目，每个实训项目根据临床康复工作过程又分为面谈、康复评估、康复治疗/干预3项任务。

教材内容精炼，文字简明，重点突出，符合教学特点，便于学生学习、记忆及实训。借助临床实际案例将基础理论与功能评定及康复治疗技术临床实际应用有机地联系起来，培养学生的实际操作、分析问题和解决问题的临床思维能力，以及创新思维能力和理论联系实际的能力。旨在培养贴近临床、贴近患者的高素质技术技能型康复治疗人才。

本教材为活页式的新形态形式，满足实训教学中操作的便捷性。教材中提供了丰富的评估量表、工具和记录表，便于学生实训时使用。同时，提供实训技能考核评价表，便于老师对每个实训项目进行过程考核，也便于学生对照标准进行实训练习。另外，教材中的知识准备、实训案例、参考资料均以扫码形式进行查阅，方便学生自主学习和训练，也便于内容的及时更新，保持教材内容与时俱进。

本教材为康复治疗技术专业实训教学的创新改革实践形成的成果，感谢各位编委的辛勤付出与不懈努力。由于受编者学识水平所限，难免有疏漏之处。恳切希望广大师生在使用本教材过程中提出宝贵意见，以便再版时修正。

编者

2022年7月

目 录

项目一　脑卒中患者康复综合实训

【实训目的与要求】

1. 理解脑卒中康复基本知识。
2. 熟练掌握脑卒中患者的面谈技巧。
3. 熟练运用恰当的康复评定方法对脑卒中患者进行功能评估。
4. 能为脑卒中患者制定适合的康复治疗方案。
5. 熟练运用恰当的康复治疗方法为脑卒中患者进行康复治疗。

【实训学时】 8学时。

【实训准备】

1. 知识准备

（1）脑卒中后常见的临床表现及功能障碍

（2）脑卒中后功能障碍常用的评定方法

（3）脑卒中后患者运动功能恢复规律

（4）脑卒中后康复治疗原则

（5）脑卒中后康复治疗方案的制订

（6）脑卒中后各期的功能障碍特点及康复治疗措施

（7）脑卒中患者功能预后的预测

2. 用物准备　治疗床、治疗凳、站立床、平衡杠、训练用楼梯、OT桌、手杖、助行器、轮椅等训练用设备；低频电刺激治疗仪、功能性电刺激仪等理疗设备。

3. 资料准备　病历、评估量表、纸、笔等。

4. 病例准备　标准化患者。

【实训任务】

任务一　脑卒中患者面谈

任务二　脑卒中患者康复评估

任务三　脑卒中患者康复治疗/干预

【附件材料】

附件1-1：实训案例

附件1-2：脑卒中患者康复评定常用量表

附件1-3：练习案例

附件1-4：参考资料

任务一 患者面谈

一、面谈要点

脑卒中早期康复面谈要点主要包括如下几个方面。

（1）发病时有无头痛、喷射性呕吐、肢体无力、言语不利、意识丧失、抽搐等。

（2）早期并发症，常见的有癫痫、急性脑积水、感染等，但脑卒中早期全身各系统都有可能出现并发症。

（3）早期康复介入情况和恢复情况，包括开始康复时间、主要康复方法和效果、意识、精神心理、认知、语言、运动、感觉、平衡、大小便等神经功能的恢复情况，日常生活自理能力和社会参与能力、社会工作能力的恢复情况。

（4）既往史和家族史，如了解患者的既往疾病和家族疾病情况，尤其是目前仍需治疗的疾病以及可能对预后有影响的疾病。

（5）个人史，如了解患者的婚姻、家庭、职业、性格等情况，另外还需关注陪护人员、经济来源、保险、康复期望和态度等相关情况。

二、面谈步骤

1.自我介绍 是沟通的开始，介绍自己的身份和说明面谈主要目的。

［例］治疗师：阿姨您好，我是您的首诊治疗师，我对您的病情已经有了一个大致的了解，下面想跟您再核实一下可以吗？

2.信息核对 核对患者基本信息，包括姓名、年龄、职业、入院时间、利手、民族、语言、受教育程度、医疗费用类别、就（转）诊来源以及原因等。

［例］治疗师：阿姨，您是叫王××吗？今年65岁，是退休职工，对吗？

3.现病史 包括发病时间、病因或诱因、症状最初出现的过程、患者的诊疗过程、加重或缓解因素、患者的治疗目标和其他治疗者的意见等。

［例］治疗师：阿姨，您是什么时候生病的？

治疗师：什么原因引起的？

治疗师：接受过哪些治疗呢？有没有好转？

治疗师：期间做过康复吗？什么时候开始接受康复治疗的？效果怎么样？

4.既往史 患者既往健康状态和在此之前是否患有重大疾病。

［例］治疗师：您之前有高血压吗？服用降压药控制血压吗？血压控制怎么样？

治疗师：除了高血压还有哪些其他的疾病吗？血糖、血脂高吗？控制怎么样？

5.社会/健康习惯 包括患者是否喝酒、吸烟和运动习惯。

〔例〕治疗师：您平时有喝酒、吸烟的习惯么？有没有运动习惯？（如有，再问主要做什么运动？每天运动多长时间？）

6.功能障碍 目前功能状态/活动水平，包括患者目前状态下床上移动、转移、步行、自我照顾、家庭管理、社区和工作活动的水平。

〔例〕治疗师：您现在的具体情况怎么样？哪些事情自己可以做？还有哪些方面不太好？

治疗师：吃饭、穿衣、洗漱、上厕所等日常生活需要家人照顾么？

7.功能影响 疾病对患者的主要影响。

〔例〕治疗师：这次生病对您的生活主要有哪些影响呢？

8.支持和限制因素 包括社会史即可能影响治疗的文化或宗教信仰，入院前、当前的和出院后的照顾者，当前和出院后患者的社会经济支持等。职业史包括患者是全职工作还是兼职工作、工作地点在家庭内还是家庭外、是否退休、是否学生等。生活环境包括患者使用的装置和环境、患者的住宅类型等相关的信息。如患者住处的楼梯、斜坡、社区服务、家政服务、医疗救济、康复治疗服务等情况。

9.康复期望和目标 了解患者的康复期望，通过康复治疗期望达到的康复目标。

〔例〕治疗师：您这次大约住院多长时间，希望通过这段时间的康复治疗恢复到什么程度？

患者：大概住院治疗1个月，希望能自己穿衣、吃饭、上厕所、上下楼（家住2楼）。

10.结束面谈 总结患者的主要康复问题、康复期望等，与患者再次核实，并对患者的配合表示感谢，鼓励患者积极配合治疗，并说明下一步的评估安排。

三、任务考核

考核要求和评分标准——附录2：A）患者面谈。

任务二 脑卒中患者康复评估

一、康复评估内容

（一）病情评估

脑卒中患者神经功能缺损程度和病情程度的评定（附件1-2-1）。

（二）康复评定

依据国际功能、残疾和健康分类（Interntional Classification of Function，ICF）理论框架，围绕身体功能、活动能力和社会参与三个障碍层面进行评定。

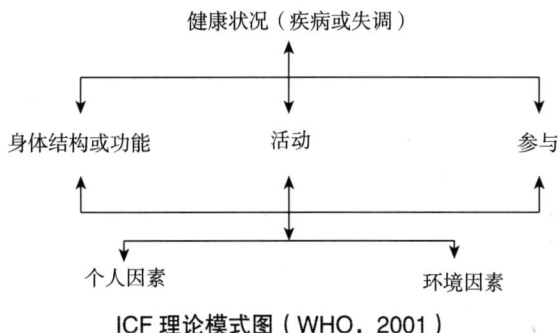

ICF 理论模式图（WHO，2001）

1.身体结构与功能方面的评定

（1）运动功能评定

1）综合运动功能

①Brunnstrom运动功能评定（附件1-2-2）

②Fugl-Meyer运动功能评定（附件1-2-3）

2）肌张力及痉挛

①改良Ashworth痉挛评定量表（附件1-2-4）

②综合痉挛评定量表（附件1-2-5）

3）平衡功能

①脑卒中姿势评定量表（附件1-2-6），评定早期卧床和坐位平衡能力，专门评定脑卒中的早期姿势控制能力，包括仰卧位、坐位及站立位的姿势控制能力。

②Fugl-Meyer平衡功能评定量表（附件1-2-7）。

③Berg平衡量表（附件1-2-8），对有站立平衡能力的患者可以采用此评定量表。

④平衡测试仪评定，有条件可用。

4）步行能力

①Hoffer步行能力评定（附件1-2-9）

②Holden步行功能分级评定（附件1-2-10）

③"站起-走"计时测试

④6分钟或10分钟步行测试评定

⑤步态分析系统测试，有条件可以采用

（2）感知功能评定　脑卒中的感知觉障碍包括偏身感觉障碍、一侧偏盲和感知觉障碍。

1）一般感觉检查（附件1-2-11）

①浅感觉：包括触觉、痛觉、温度觉、压觉检查。

②深感觉：包括关节位置觉、震动觉、运动觉检查。

③复合感觉：包括皮肤定位感觉、两点间辨别觉、体表图形觉、实体觉和重量觉检查。

2）偏盲的评定　包括视野粗测和精确视野测定。

3）知觉评定　包括失认症、失用症等的评定。

（3）认知功能评定　脑卒中患者的认知障碍主要表现在记忆、注意、定向、思维、解决问题等能力方面。常采用以下两个量表。

①简易精神状态检查量表（MMSE）（附件1-2-12）

②蒙特利尔认知评估量表（MoCA）（附件1-2-13）

如有认知障碍，可进一步采用更系统的评定。

（4）言语功能和吞咽障碍评定

1）失语症　常见有运动性失语、感觉性失语、命名性失语、传导性失语、皮质性失语等。可用简易失语症评定表（附件1-2-14）进行初步筛查，用西方失语症检查、汉语失语症检查、波士顿失语症检查评定进行详细评定。

2）构音障碍　表现为发音异常和构音不清楚，早期常伴有吞咽功能障碍。一般采用Frenchay构音器官功能检查法评定（附件1-2-15）。

3）吞咽障碍　属于功能性吞咽障碍或神经性吞咽障碍。可采用反复唾液吞咽测试（附件1-2-16）、饮水试验/改良饮水试验（附件1-2-17）等进行筛查，采用临床吞咽检查、透视录像吞咽检查、内镜下吞咽检查进一步评定。

（5）心理精神评定　脑卒中患者的心理精神障碍主要表现为抑郁症或焦虑症。临床上多采用汉密尔顿抑郁量表、汉密尔顿焦虑量表或症状自评量表评定（附件1-2-18、附件1-2-19）。

2.个体活动方面的评定　主要进行日常生活活动能力（ADL）评定。脑卒中患者日常生活活动能力障碍表现在穿衣、梳洗、进食、洗澡及大小便处理等方面的能力减退。常用Barthel指数或改良Barthel指数评定量表（附件1-2-20）。

3.社会参与方面的评定　主要包括居住环境、社区环境、社会人文环境、生活质量的评定。一般急性期不做生存质量评定，多在出院前或随访中进行。常用量表为：世界卫生组织生存质量评定量表（WHOQOL-100）或其简表（QOL-BREF）、健康状况SF-36。

4.继发或并发障碍评定 如肩关节半脱位、肩手综合征时，还需进行关节活动度评定、肌力评定、疼痛评定、肢体围度评定等。

肩关节半脱位的评定方法：肩缝与肱骨头之间触到明显的凹陷，容纳1/2横指，即可诊断。有肩关节脱位可能者，行肩关节正侧位片检查。

二、康复评估步骤

1.确定评估内容 根据问诊结果和患者的病历资料，分析患者可能存在的功能障碍，如运动功能、感觉功能、言语、吞咽、认知、心理以及并发症等方面的功能问题，确定重点评估的内容。

2.选择评估方法 根据患者的病情、需进行的评估内容及现实条件，选择合适的评估方法。

［例］根据问诊结果得知，该患者可能存在运动功能、感觉功能、言语、吞咽、认知、心理以及并发症等方面的问题。针对这些问题对患者进行以下评定。

针对运动功能方面评定用Brunnstrom运动功能恢复分期进行评估；肌张力方面，用改良Ashworth量表评定；针对平衡功能，患者目前处于卧床阶段，采用脑卒中姿势评定量表进行评估。

针对语言、吞咽、认知、感觉方面：考虑到患者言语不清，需评定言语和吞咽功能，了解患者有没有失语症和吞咽障碍。吞咽功能，可采用洼田饮水试验进行筛查。失语症由言语治疗师进行评估。脑卒中患者常伴有认知功能障碍，因此患者需要鉴别失语是否提示合并认知功能障碍，在完成上述言语功能评定后，可以采用简易精神状态检查（MMSE）以排除可能存在的认知障碍。

针对精神心理方面的问题，可用汉密尔顿抑郁量表进行评估。

针对ADL方面，用改良Barthel指数或Barthel指数评定。

3.实施功能评估 进行评估操作时，需注意按照评估项目的操作规范和要求熟练进行评估，患者和治疗师均应采取合适的体位，并保持良好的沟通。注意操作时间不宜过长。

［例］具体评定操作步骤如下。

1.与患者交流：您好，我是您的评估治疗师，现在我要对您进行**评估，如果评定过程中有任何不适请立即告诉我。

2.开始评定操作。

3.结束评定：好，您的评估结束了，谢谢您的配合。后面会根据您的情况给您安排康复治疗。

4.评估结果记录与分析 对评估结果进行记录并做出分析报告。

5.评定结果解释，形成障碍学诊断

［例］该患者的康复诊断

  1.脑出血（右侧基底节区）

   左侧偏瘫

   言语功能障碍

   吞咽功能障碍

   左肩关节半脱位

   日常生活活动能力障碍

   社会参与能力减退

  2.高血压（Ⅲ级，极高危）

  3.抑郁症

6.设定康复目标，制订康复治疗计划

［例］根据评估结果，制订患者的康复目标。

近期康复目标：改善心理状况，预防压疮、呼吸道和泌尿道感染、深静脉血栓形成、关节挛缩和变形；同时积极诱发肢体的随意运动，防止出现异常运动模式，为功能恢复做准备。

远期康复目标：ADL大部分自理，部分回归社会。

三、任务考核

考核要求和评分标准——附录2：B）康复评估。

任务三　脑卒中患者康复治疗 / 干预

一、脑卒中患者各阶段运动障碍康复方案

本节以运动障碍康复为主。根据Brunnstrom偏瘫运动恢复六阶段特点进行分期治疗。

（一）Brunnstrom Ⅰ期（弛缓期，又称软瘫期）

开始床边训练。具体治疗项目如下。

1.正确的体位摆放（良肢位）　包括：仰卧位、健侧卧位、患侧卧位。

2.患肢关节活动度维持训练　包括：各关节的被动和主动活动。

（1）肩胛骨的活动　包括肩胛骨的向内、向外、上抬、下降的活动。

（2）上肢各关节活动　包括：①肩关节的屈曲和外展、外旋和内旋活动；②前臂的旋前和旋后活动；③腕关节的桡侧偏、尺侧偏、掌屈、背伸及环绕活动；④手指关节掌指关节和指间关节的屈和伸的活动，拇指外展和对掌方向运动。

（3）下肢各关节活动　包括：①髋关节屈、伸、外展、内收、内旋、外旋活动；②膝关节伸展活动；③踝关节背屈活动。

3.改善软瘫　可采用以下治疗技术。

（1）Rood技术　采用多感觉刺激疗法、牵拉肌肉法、轻扣肌腱或肌腹法及挤压法等。

（2）Bobath技术　采用加压和负重、放置和保持、压迫性牵伸的治疗技术。

（3）Brunnstrom技术　采用共同运动、联合反应、姿势反射等神经促通技术。

4.肌肉按摩　采用向心性按摩（从肢体远端开始逐渐移向肢体近端、再从肢体近端向躯干部位），预防和减轻肢体水肿、深静脉血栓形成和失用性肌萎缩等并发症的发生。

5.物理因子治疗　采用功能性电刺激、肌电生物反馈、中频电疗法、药物离子导入法、中药熏蒸法和局部空气压力治疗。

6.体位性低血压的适应性训练

（1）从卧位到坐位的体位变化训练。

（2）利用角度可调节的病床，床头抬高从倾斜30°、维持5分钟开始，每日增加床头倾斜的角度10°～15°，维持时间5～15分钟，增加角度不增加时间、增加时间不增加角度，逐渐增加到床头抬高80°，可维持床上坐位30分钟。

（3）逐渐增加坐位训练的次数，并开始床边和轮椅坐位训练，争取尽早离开病房到训练室训练。

（4）进入训练室之后应用电动起立床依照上述方法继续训练。

注意事项：在训练过程中如患者出现头晕、心慌、出汗、面色苍白等体位性低血压症状，应立即将床头放平或调回原角度，待患者适应后再缓慢增加角度和时间。

（二）Brunnstrom Ⅱ～Ⅲ期（痉挛期）

当患者病情稳定，神经症状不再进展，可以耐受床边90°坐位，维持30分钟时，即可转入本阶段治疗，主要在训练室进行。此期治疗项目如下。

1.抑制痉挛

（1）抑制躯干的痉挛　①双肩与髋部相对旋转训练；②桥式运动；③主动翻身训练。

（2）抑制上肢屈肌痉挛和下肢伸肌痉挛　①关节活动度维持训练；②抗痉挛肢位保持。

（3）神经生理疗法　①Rood技术的挤压、牵拉等抑制手法；②Bobath技术的控制关键点、反射性抑制及调正反应、促进姿势反射等治疗；③Brunnstrom技术的各种反射的应用；④PNF技术的对角线螺旋式运动。

2.卧位运动

（1）翻身训练　①向健侧翻身；②向患侧翻身；③辅助翻身。

（2）患侧上肢训练　①Bobath握手；②保持肘关节充分伸展位，练习肩关节前屈、上举过头顶再还原运动；③在健侧上肢的带动下使双肩前平举，进行屈肘和伸肘活动；④由健侧上肢带动使双肩前平举并伸肘，然后双肩进行左右水平摆动以运动患侧的肩胛带。

（3）患侧下肢训练　①屈髋屈膝训练；②伸髋位屈膝训练；③屈踝训练；④患侧下肢控制训练。

（4）桥式运动　①双侧桥式运动；②单侧桥式运动。

3.卧坐转移

（1）从健侧坐起。

（2）从患侧坐起。

4.坐位训练

（1）保持正确的坐姿训练。

（2）坐位平衡训练　①脊柱屈伸运动；②躯干旋转运动；③向偏瘫侧转移重心；④侧方肘支撑训练；⑤膝手位平衡训练；⑥三点支撑、两点支撑和跪位平衡训练。

（3）偏瘫上肢的训练　①患肢负重训练；②健臂带动患臂运动；③患侧上肢运动控制训练；④患肢独立运动训练；⑤腕指关节的训练。

（4）偏瘫下肢功能活动　①训练足跟着地踝背伸；②患肢随意运动控制训练。

5.坐站转移

（1）辅助性站起。

（2）主动性站起。

（3）由站立向坐位转换。

6.站立训练

（1）正确站立姿势。

（2）双下肢负重站立训练。

（3）患侧下肢负重。

（4）健腿支撑患腿活动训练。

（5）站立平衡训练。

7.物理因子治疗 应用功能性电刺激、肌电生物反馈和低中频电刺激等治疗仪，改善上肢伸肌和下肢屈肌的张力。

8.作业治疗

（1）更衣训练。

（2）进食训练。

（3）个人卫生能力训练。

（4）转移能力的训练：①从床边到轮椅的转移；②从轮椅到床边的转移。

（三）Brunstrom Ⅳ～Ⅵ期（恢复期）

患者的肌张力逐渐降低或趋于正常，运动由共同运动转向分离运动。此期治疗项目包括以下内容。

（1）抑制痉挛

（2）床上的桥式运动

（3）坐位和站立位平衡训练

（4）上肢和手的功能训练

（5）步行训练

（6）上下阶梯训练

（7）作业治疗：①日常生活活动训练；②工作性和生产性活动训练；③娱乐性活动训练。

（8）辅助器具的应用

（四）后遗症期

此期康复治疗重点如下。

（1）加强残存能力和已有的功能训练。

（2）防止异常肌张力和挛缩的进一步加重。

（3）防止避免失用综合征和误用综合征及其他并发症。

（4）如为利侧瘫痪，且功能恢复差或不可恢复时，可进行利手交换训练。

（5）家庭、社区的环境适应训练。

（6）家庭环境改造，如去除门槛、浴缸前加扶手、改蹲式为坐式便器等。

（7）健康教育，预防复发。

（五）运动障碍康复的注意事项

（1）中止训练标准　安静时心率大于120次/分，血压大于160/100mmHg时不宜进行训练；训练过程中出现头晕、恶心、心绞痛、呼吸困难、脉搏大于140次/分、收缩压上升大于40mmHg或舒张压上升大于20mmHg等症状时，应立即中止训练，对症处理。

（2）主动参与　要求患者正确理解并主动积极投入才能取得良好的康复效果。

（3）反复练习　通过反复练习，获得运动的能力；在不同环境条件下切实运用对运动的控制。

（4）避免屏气和过度用力。

（5）练习有控制的肌肉活动。

（6）训练应多样化。

（7）训练内容应随时随地运用到日常生活中。

二、康复治疗／干预步骤及流程

脑卒中后康复介入一般步骤见图2-1。

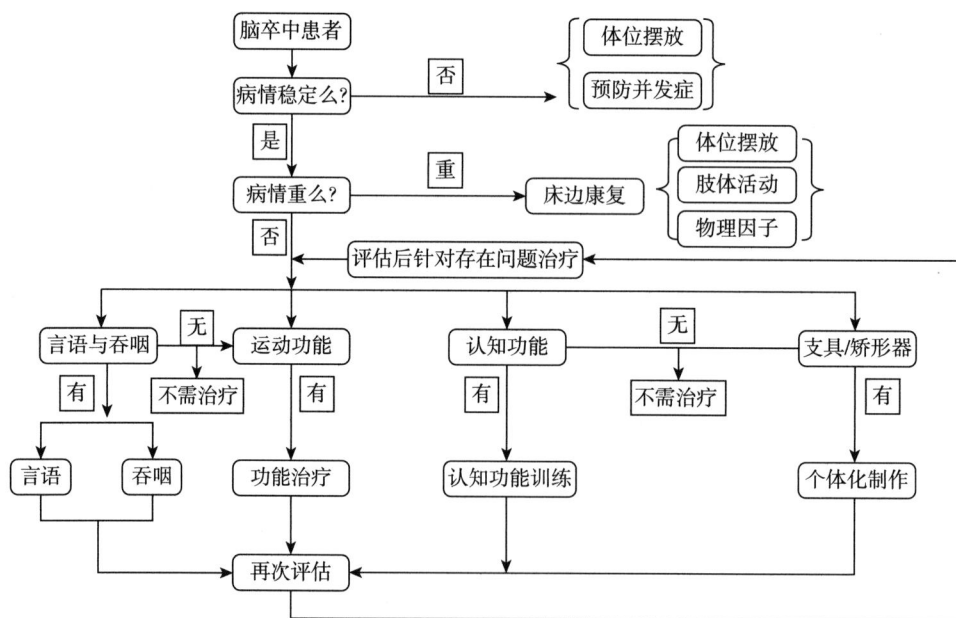

图2-1　脑卒中后康复介入的一般步骤

1.明确康复问题

2.确定康复治疗方案

3.制订康复治疗计划

4.实施康复治疗

5.评估康复治疗效果

6.康复宣教

康复治疗/干预示范举例如下。

［例］该患者目前存在的主要问题

精神心理方面：患者为老年女性患者，丧偶，经常被儿媳辱骂。主要表现为情绪低落，如消沉、无笑颜，毫无乐观情绪；思维迟缓，思维内容贫乏，理解问题迟缓，终日少语；精神运动抑制，如患者活动减少，动作缓慢，对日常生活不感兴趣。

运动功能方面：患者左侧上下肢均为Brunnstrom Ⅰ期，处于无随意运动的软瘫期，左侧上肢为Ashworth分级1级，左侧下肢为Ashworth分级1级，目前处于卧床阶段。下一步应尽可能避免长期卧床，应进行早期床上活动，从被动活动、自主助力活动开始，逐步过渡到主动活动。

日常生活能力方面：整理房间，注意物品的摆放，尽量将患者日常所用的物品放在患者的患侧，避免长期引起的偏侧忽略；鼓励患者自主进行床上体位改变；可利用房间设备，如床、车、厕所、轮椅等。

三、任务考核

考核要求和评分标准——附录2：C）治疗/干预。

附件材料

附件 1-1：实训案例

王某，女，65岁退休职工。丧偶，因左侧肢体麻木，活动不灵活1天入院。患者入院前1天在家中与儿媳发生口角时，出现左侧肢体麻木，活动不灵，左手不能持物，无法穿衣，不能站立，伴大小便失禁，言语含糊，无恶心呕吐。既往有"高血压""动脉硬化"病史5年，一直未予正规服药。急诊科行头颅CT检查示："右侧基底节区高密度影"。血常规检查：白细胞计数8×10^9/L，中性粒细胞百分比75%，淋巴细胞百分比24%。尿常规、尿糖正常，血糖正常。后经神经内科给予脱水降颅压、清除氧自由基、脑代谢活化剂治疗等保守治疗3周，患者住院期间曾有癫痫发作史，给予地西泮肌内注射控制。在神经内科治疗期间，康复科曾会诊，给予康复治疗1周。病情平稳，转入康复科进一步功能训练。

入院体格检查：体温37℃，呼吸21次/分，脉搏88次/分，血压128/98mmHg。心脏轻度向右下扩大，心率88次/分，偶闻期前收缩，无杂音，肺、腹（－）。神经系统检查：神志清楚，查体配合，不可言语。双侧眼底检查：视乳头边缘清楚，无出血，无渗血，未见血管栓塞。左侧鼻唇沟变浅，露齿时口角偏右，吹气鼓腮、吹口哨不能，咽反射减弱，饮水呛咳。伸舌偏左，左侧上肢肌力1级，下肢1级，左侧上肢Ashworth分级1级，左侧下肢Ashworth分级1级，左侧偏身感觉减退，左侧腱反射亢进，左侧巴氏征阳性，脑膜刺激征阴性，大小便可，左侧肩缝与肱骨头之间触到明显的凹陷，容纳1/2横指。日常生活依赖护工，家人不经常来看他，经常会一个人流泪。

既往史：有高血压病史、动脉硬化病史5年，血压控制不平稳。

职业史：已退休。

心理疾病史：无。

视频1 （面谈）	视频2 （翻身训练）	视频3 （康复评定肩关节活动度）	视频4 （坐位转移训练）

附件1-2　脑卒中患者康复评定常用量表

附件1-2-1　脑卒中患者临床神经功能缺陷程度评定内容和标准（1995）

姓名：　　　　性别：　　　　年龄：　　　　科室：　　　　床号：　　　　住院号：

主诉：

诊断：　　　　　　　　评定人员：　　　　　　　　检查日期：

评价内容	得分	评价内容	得分
I、意识（最大刺激，最佳反应）		抵抗自身重力抬臂高于肩	2
1. 两项提问 （1）年龄（相差两岁或一个月都算正确） （2）现在是几月份		抵抗自身重力抬臂平肩或低于肩	3
均正确	0	抵抗自身重力抬臂大于45°	4
一项正确	1	抵抗自身重力抬臂等于或小于45°	5
都不正确者，再作以下检查		无运动	6
2. 两项指令（可以示范）： （1）握拳、伸指；（2）睁眼，闭眼		VI、手运动	
均完成	3	正常	0
完成一项	4	所有抓握均能完成，但速度和准确性比健侧差	1
都不能完成者，再作以下检查		可作球状或圆柱状抓握，手指可作共同伸屈，但不能单独伸屈	2
3. 强烈局部刺激健侧肢体		能侧捏及松开拇指，手指有半随意地小范围的伸展	3
定向退让	6	可作钩状抓握，但不能释放，指不能伸	4
定向肢体回缩	7	仅有极细微的屈曲	5
肢体伸直	8	无任何运动	6
无反应	9	VII、下肢运动	
II、水平凝视功能		正常	0
正常	0	不能充分抵抗外力	1
侧凝视动作受限	2	抬腿45°以上，踝或趾可动	2
眼球侧凝视	4	抬腿45°左右，踝或趾不能动	3
III、面瘫		抬腿离床不足45°	4
正常	0	能水平移动，不能抬离床面	5
轻瘫、可动	1	无任何运动	6
全瘫	2	VIII、步行能力	
IV、言语		正常行走	0
正常	0	独立行走5m以上，跛行	1
交谈有一定困难，需借助表情动作表达或言语流利、但不易听懂、错语较多	2	独立行走，需扶杖	2
可简单交流，但复述困难，言语多迂回，有命名障碍	5	有人扶持下可以行走	3
不能用言语达意	6	自己站立，不能走	4
V、肩、臂运动		坐不需支持，但不能站立	5
正常	0	卧床	6
不能抵抗外力	1		

注：最高分45分，最低分0分。轻度障碍：0～15分；中度障碍：16～30分；重度障碍：31～45分。

附件1-2-2 Brunnstrom运动功能评定

姓名： 性别： 年龄： 科室： 床号： 住院号：

主诉：

诊断： 评定人员： 检查日期：

阶段	上肢	手	下肢
I	无任何运动	无任何运动	无任何运动
II	仅出现联合反应的模式	仅有极细微的屈曲	仅有极少的随意运动
III	可随意发起协同运动	可作钩状抓握，但不能伸指	在坐和站位上，有髋、膝、踝的协同性屈曲
IV	出现脱离协同运动的活动： 1.肩0°，肘屈90°，前臂可旋前旋后 2.在肘伸直的情况下肩可前屈90° 3.手背可触及腰骶部	能侧捏及伸开拇指，手指有半随意的小范围的伸展	在坐位上，可屈膝90°以上，可使足后滑到椅子下方。在足跟不离地的情况下能背屈踝
V	出现相对独立于协同运动的活动： 1.肘伸直的肩可外展90° 2.在肘伸直，肩前屈30°~90°的情况下，前臂可旋前旋后 3.肘伸直、前臂中立位，臂可上举过头	可作球状和圆柱状抓握，手指可集团伸展，但不能单独伸展	健腿站，患腿可先屈膝后伸髋；在伸直膝的情况下，可背屈踝，可将踵放在向前迈一小步的位置上
VI	运动协调近于正常，手指指鼻无明显辨距不良，但速度比健侧慢（≤5秒）	所有抓握均能完成，但速度和准确性比健侧差	在站立位可使髋外展到超出抬起该侧骨盆所能达到的范围；在坐位上，在伸直膝的情况下可内外旋下肢，合并足的内外翻
评分			

附件1-2-3 Fugl-Meyer运动功能评定

姓名: 性别: 年龄: 科室: 床号: 住院号:

主诉:

诊断: 评定人员: 检查日期:

	0分	1分	2分	月日	月日	月日
Ⅰ 上肢						
坐位或仰卧位						
1.有无反射活动						
（1）肱二头肌	不引起反射活动		能引起反射活动			
（2）肱三头肌	不引起反射活动		能引起反射活动			
2.屈肌协同运动						
（3）肩上提	完全不能进行	部分完成	无停顿地充分完成			
（4）肩后缩	完全不能进行	部分完成	无停顿地充分完成			
（5）肩外展≥90°	完全不能进行	部分完成	无停顿地充分完成			
（6）肩外旋	完全不能进行	部分完成	无停顿地充分完成			
（7）肘屈曲	完全不能进行	部分完成	无停顿地充分完成			
（8）前臂旋后	完全不能进行	部分完成	无停顿地充分完成			
3.伸肌协同运动						
（9）肩内收、内旋	完全不能进行	部分完成	无停顿地充分完成			
（10）肘伸展	完全不能进行	部分完成	无停顿地充分完成			
（11）前臂旋前	完全不能进行	部分完成	无停顿地充分完成			
4.伴有协同运动的活动						
（12）手触腰椎	没有明显活动	手仅可向后越过髂前上棘	能顺利进行			
（13）肩关节屈曲90°，肘关节伸直	开始时手臂立即外展或肘关节屈曲	在接近规定位置时肩关节外展或肘关节屈曲	能顺利充分完成			
（14）肩0°，肘屈90°，前臂旋前、旋后	不能屈肘或前臂不能旋前	肩、肘位正确，基本上能旋前、旋后	顺利完成			
5.脱离协同运动的活动						
（15）肩关节外展90°，肘伸直，前臂旋前	开始时肘就屈曲，前臂偏离方向，不能旋前	可部分完成此动作或在活动时肘关节屈曲或前臂不能旋前	顺利完成			
（16）肩关节前屈举臂过头，肘伸直，前臂中立位	开始时肘关节屈曲或肩关节发生外展	肩屈曲中途、肘关节屈曲，肩关节外展	顺利完成			

续表

	0分	1分	2分	月 日	月 日	月 日
（17）肩屈曲30°~90°，肘伸直，前臂旋前旋后	前臂旋前旋后完全不能进行或肩肘位不正确	肩、肘位置正确，基本上能完成旋前旋后	顺利完成			
6.反射亢进						
（18）检查肱二头肌、肱三头肌和指屈肌三种反射	至少2~3个反射明显亢进	一个反射明显亢进或至少两个反射活跃	活跃反射≤1个，且无反射亢进			
7.腕稳定性						
（19）肩0°，肘屈90°时，腕背屈	不能背屈腕关节达15°	可完成腕背屈，但不能抗拒阻力	施加轻微阻力仍可保持腕背屈			
（20）肩0°，肘屈90°，腕屈伸	不能随意屈伸	不能在全关节范围内主动活动腕关节	能平滑地不停顿地进行			
8.肘伸直，肩前屈30°时						
（21）腕背屈	不能背屈腕关节达15°	可完成腕背屈，但不能抗拒阻力	施加轻微阻力仍可保持腕背屈			
（22）腕屈伸	不能随意屈伸	不能在全关节范围内主动活动腕关节	能平滑地不停顿地进行			
（23）腕环形运动	不能进行	活动费力或不完全	正常完成			
9.手指						
（24）集团屈曲	不能屈曲	能屈曲但不充分	能完全主动屈曲			
（25）集团伸展	不能伸展	能放松主动屈曲的手指	能完全主动伸展			
（26）钩状抓握	不能保持要求位置	握力微弱	能够抵抗相当大的阻力			
（27）侧捏	不能进行	能用拇指捏住一张纸，但不能抵抗拉力	可牢牢捏住纸			
（28）对捏（拇、示指可挟住一根铅笔）	完全不能	捏力微弱	能抵抗相当的阻力			
（29）圆柱状抓握	不能保持要求位置	不能保持要求位置	不能保持要求位置			
（30）球形抓握	不能保持要求位置	不能保持要求位置	不能保持要求位置			
10.协调能力与速度（手指指鼻试验连续5次）						
（31）震颤	明显震颤	轻度震颤	无震颤			
（32）辨距障碍	明显的或不规则的辨距障碍	轻度的或规则的辨距障碍	无辨距障碍			
（33）速度	较健侧长6秒	较健侧长2~5秒	两侧差别<2秒			

	0分	1分	2分	月日	月日	月日
Ⅱ下肢						
仰卧位						
1.有无反射活动						
（1）跟腱反射	无反射活动		有反射活动			
（2）膝腱反射	无反射活动		有反射活动			
2.屈肌协同运动						
（3）髋关节屈曲	不能进行	部分进行	充分进行			
（4）膝关节屈曲	不能进行	部分进行	充分进行			
（5）踝关节背屈	不能进行	部分进行	充分进行			
3.伸肌协同运动						
（6）髋关节伸展	没有运动	微弱运动	几乎与对侧相同			
（7）髋关节内收	没有运动	微弱运动	几乎与对侧相同			
（8）膝关节伸展	没有运动	微弱运动	几乎与对侧相同			
（9）踝关节跖屈	没有运动	微弱运动	几乎与对侧相同			
坐位						
4.伴有协同运动的活动						
（10）膝关节屈曲	无主动运动	膝关节能从微伸位屈曲，但屈曲<90°	屈曲>90°			
（11）踝关节背屈	不能主动背屈	主动背屈不完全	正常背屈			
站位						
5.脱离协同运动的活动						
（12）膝关节屈曲	在髋关节伸展位时不能屈膝	髋关节0°时膝关节能屈曲，但<90°，或进行时髋关节屈曲	能自如运动			
（13）踝关节背屈	不能主动活动	能部分背屈	能充分背屈			
仰卧						
6.反射亢进						
（14）查跟腱、膝和膝屈肌三种反射	2~3个明显亢进	1个反射亢进或至少2个反射活跃	活跃的反射≤1个且无反射亢进			
7.协调能力和速度（跟-膝-胫试验，快速连续作5次）						
（15）震颤	明显震颤	轻度震颤	无震颤			
（16）辨距障碍	明显不规则的辨距障碍	轻度规则的辨距障碍	无辨距障碍			
（17）速度	比健侧长6秒	比健侧长2~5秒	比健侧长2秒			

附件1-2-4　改良Ashworth痉挛评定量表

姓名：　　　　性别：　　　　年龄：　　　　科室：　　　　床号：　　　　住院号：

主诉：

诊断：　　　　　　　　　　评定人员：　　　　　　　　检查日期：

人体主要运动肌群肌张力评定表（改良Ashworth痉挛评定标准）

关节运动肌群	评定日期					
	年　月　日		年　月　日		年　月　日	
	左侧	右侧	左侧	右侧	左侧	右侧
肩屈肌群						
肩伸肌群						
肩外展肌群						
肩内收肌群						
肩水平外展肌群						
肩水平内收肌群						
肩内旋肌群						
肩外旋肌群						
肘屈肌群						
伸肘肌群						
前臂旋前肌群						
前臂旋后肌群						
腕屈肌群						
腕伸肌群						
腕尺偏肌群						
腕桡偏肌群						
拇屈肌群						
拇伸肌群						
拇外展肌群						
拇内收肌群						
指屈肌群						
指伸肌群						
髋屈肌群						
髋伸肌群						
髋内收肌群						

续表

关节运动肌群	评定日期					
	年　月　日		年　月　日		年　月　日	
	左侧	右侧	左侧	右侧	左侧	右侧
髋外展肌群						
髋内旋肌群						
髋外旋肌群						
膝屈肌群						
膝伸肌群						
踝伸肌群						
踝屈肌群						
足内翻肌群						
足外翻肌群						
拇趾伸肌群						
拇趾屈肌群						
足趾伸肌群						
足趾屈肌群						
颈前屈肌群						
颈后伸肌群						
颈侧屈肌群						
颈旋转肌群						
躯干前屈肌群						
躯干后伸肌群						
躯干侧屈肌群						
躯干旋转肌群						

改良Ashworth痉挛评定标准

0级　无肌张力的增加

1级　肌张力轻度增加，受累部分被动屈伸时，ROM之末出现突然的卡住然后释放或出现最小的阻力

1^+级　肌张力轻度增加，被动屈伸时，在ROM后50％范围内突然出现卡住，当继续把ROM检查进行到底时，始终有小的阻力

2级　肌张力较明显增加，通过ROM的大部分时，阻力均较明显地增加，但受累部分仍能较容易地移动

3级　肌张力严重增高，进行PROM检查有困难

4级　僵直，受累部分不能屈伸

附件1-2-5 综合痉挛评定量表（compopsite spasticity scale，CSS）

姓名： 性别： 年龄： 科室： 床号： 住院号：

主诉：

诊断： 评定人员： 检查日期：

项目	操作方法	评分标准	评分
1.跟腱反射	患者仰卧位，髋外展，膝屈曲。检查者使踝关节稍背伸，保持胫后肌群一定的张力，用叩诊锤叩击跟腱	0分：无反射 1分：反射减弱 2分：反射正常 3分：反射活跃 4分：反射亢进	
2.踝跖屈肌群肌张力	患者仰卧位，下肢伸直，放松。检查者被动全范围背伸踝关节，感觉所受到的阻力	0分：无阻力（软瘫） 2分：阻力降低（低张力） 4分：正常阻力 6分：阻力轻到中度增加，尚可完成踝关节全范围的被动活动 8分：阻力重度（明显）增加，不能或很难完成踝关节全范围的被动活动	
3.踝阵挛	患者仰卧位，下肢放松，膝关节稍屈曲。检查者手托足底快速被动背伸踝关节，观察踝关节有无节律性的屈伸动作	1分：无阵挛 2分：阵挛1~2次 3分：阵挛2次以上 4分：阵挛持续，超过30秒	
总分			

判断标准：7分以下，无痉挛；7~9分（不含7分），轻度痉挛；10~12分，中度痉挛；13~16分，重度痉挛。

附件1-2-6　姿势评定量表（PASS）

姓名：　　　　性别：　　　　年龄：　　　　科室：　　　　床号：　　　　住院号：

主诉：

诊断：　　　　　　　评定人员：　　　　　　　检查日期：

一、姿势维持

1.无支持下保持坐位（坐在一张高约50cm检查台的边上或坐在椅子上，例如Bobath床，双脚触地）。

　　0分：不能保持坐位。

　　1分：能在轻微的支持下（如用一只手）保持坐位。

　　2分：能在没有支持下保持坐位＞10秒。

　　3分：能在没有支持下保持坐位5分钟。

2.支持下保持站位（脚的位置随意，没有任何限制）。

　　0分：不能保持站立，甚至在支持下。

　　1分：能在2个人强有力的支持下保持站立。

　　2分：能在1个人中等强度的支持下保持站立。

　　3分：能在仅一只手的支持下就可保持站立。

3.无支持保持站位（脚的位置随意，没有任何限制）。

　　0分：没有支持不能站立。

　　1分：能在没有支持下保持站立10秒，或用一条腿持重严重倾斜站立。

　　2分：能在没有支持下保持站立1分钟或身体轻微不对称站立。

　　3分：能在没有支持下保持站立＞1分钟，同时手臂的运动可以超过肩关节水平。

4.用非瘫痪侧下肢站立（没有任何限制）。

　　0分：不能用非瘫痪侧下肢站立。

　　1分：能用非瘫痪侧下肢站立几秒钟。

　　2分：能用非瘫痪侧下肢站立＞5秒。

　　3分：能用非瘫痪侧下肢站立＞10秒。

5.用瘫痪侧下肢站立（没有任何限制）。

　　项目和评分标准同4。

二、变换姿势

项目6~12评分标准如下（项目6~9将在一张高50cm检查台子边上进行，例如Bobath床；项目10~12将在没有任何帮助支持下进行，没有任何限制）。

项目	评分标准
6.从仰卧位翻身到瘫痪侧 7.从仰卧位翻身到非瘫痪侧 8.从仰卧位到床边坐位 9.从床边坐位回到仰卧位 10.从坐位站起 11.从站位回到坐位 12.站位从地板上拾起一支铅笔	0分：不能完成该项活动 1分：在较多帮助下能完成该项活动 2分：在较少帮助下能完成该项活动 3分：在没有帮助下能完成该项活动

得分_____ 评定者_____

附件1-2-7 Fugl-Meyer平衡功能评定

姓名: 性别: 年龄: 科室: 床号: 住院号:

主诉:

诊断: 评定人员: 检查日期:

测试项目	评分标准	得分
无支撑坐位	0分: 不能保持坐位	
	1分: 能坐, 但少于5分钟	
	2分: 能坚持坐5分钟	
健侧"展翅"反应	0分: 肩部无外展或肘关节无伸展	
	1分: 反应减弱	
	2分: 反应正常	
患侧"展翅"反应	0分: 肩部无外展或肘关节无伸展	
	1分: 反应减弱	
	2分: 反应正常	
支撑站位	0分: 不能站立	
	1分: 在他人的最大支撑下可站立	
	2分: 由他人稍给支撑即能站立1分钟	
无支撑站立	0分: 不能站立	
	1分: 不能站立1分钟或身体摇晃	
	2分: 能平衡站立1分钟以上	
健侧站立	0分: 不能维持1~2秒	
	1分: 平衡站稳达4~9秒	
	2分: 平衡站立超过10秒	
患侧站立	0分: 不能维持1~2秒	
	1分: 平衡站稳达4~9秒	
	2分: 平衡站立超过10秒	
总分		

附件1-2-8 Berg平衡量表

姓名： 性别： 年龄： 科室： 床号： 住院号：

主诉：

诊断： 评定人员： 检查日期：

检查内容	年 月 日	年 月 日
1.由坐位到站位		
指导：起立。尝试不用手支撑		
评分：选出分类的最低分数		
（4）能够站立，无需用手可维持平衡		
（3）能够站立，用手可以维持平衡		
（2）能够站立，用手可以维持平衡，但要尝试数次		
（1）站立或维持稳定需要少量的辅助		
（0）站立需要中等到很多的辅助		
2.无扶持站立		
指导：无扶持站立2分钟		
评分：选出分类的最低分数		
（4）能够站立2分钟		
（3）能够站立2分钟，需要监护		
（2）能够站立30秒，不需扶持		
（1）能够站立30秒，不需扶持，需要几次尝试		
（0）无辅助，不能站立30秒		
如果受试者可安全站立2分钟，本项满分，直接进入站位到坐位		
3.无扶持坐位，双脚落地		
指导：双臂抱于胸前坐位2分钟		
评分：选出分类的最低分数		
（4）能够坐2分钟		
（3）能够坐2分钟，监护下		
（2）能够坐30秒		
（1）能够坐10秒		
（0）能够坐10秒，需扶持		
4.由站位到坐位		
指导：坐下		
评分：选出分类的最低分数		
（4）维持平稳坐位，基本不用手扶持		
（3）需用手控制下滑		
（2）用腿的背侧抵住椅子以控制下滑		
（1）可独立坐位但不能控制下滑		

检查内容	年　月　日	年　月　日
（0）坐位需要辅助		
5.位置移动		
指导：从椅子移动到床上，再从床上移动到椅子上，可用手或不用手		
评分：选出分类的最低分数		
（4）位置移动较少用手		
（3）位置移动必须用手		
（2）位置移动需言语提示或监护		
（1）需要1人辅助		
（0）需要2人监护或辅助		
6.无扶持站立，闭眼		
指导：闭眼，无扶持静立10秒		
评分：选出分类的最低分数		
（4）能够站立10秒		
（3）能够站立10秒，监护下		
（2）能够站立3秒		
（1）闭眼不能坚持3秒，但可站稳		
（0）需帮助防止跌倒		
7.双足并拢站立不需扶持		
指导：双足并拢站立不需扶持		
评分：选出分类的最低分数		
（4）可双足并拢站立1分钟		
（3）双足并拢站立1分钟，需监护		
（2）双足并拢站立不能坚持30秒		
（1）到站位需要帮助，但双足并拢可站立15秒		
（0）到站位需要帮助，但双足并拢站立不足15秒		
在无扶持站立时完成以下项目		
8.手臂前伸		
指导：手臂上举90°，尽可能伸手取远处的物品。（检查者将直尺置于指尖处，臂前伸时勿触及直尺。测量身体尽量前伸时的距离）		
评分：选出分类的最低分数		
（4）可前伸10cm		
（3）可前伸5cm		
（2）可前伸超过2cm		
（1）前伸，需要监护		
（0）需帮助避免跌倒		

检查内容	年　月　日	年　月　日
9.自地面拾物		
指导：拾起足前的鞋子		
评分：选出分类的最低分数		
（4）可轻松拾起		
（3）可拾起，需要监护		
（2）不能拾起，差2.54~5.08cm，可保持平衡		
（1）不能拾起，尝试时需监护		
（0）不能尝试/需要辅助避免跌倒		
10.躯干不动，转头左右后顾		
指导：交替转头，左右后顾		
评分：选出分类的最低分数		
（4）左右后顾时重心移动平稳		
（3）只能一侧后顾，另一侧有少量重心移动		
（2）只能转到侧面，但可维持平衡		
（1）转头时需要监护		
（0）需要辅助避免跌倒		
11.转身360°		
指导：转身360°，停顿，反向旋转360°		
评分：选出分类的最低分数		
（4）双侧都可在4秒内完成		
（3）一侧可在4秒内完成		
（2）能完成转身，但速度慢		
（1）转身时需密切监护或言语提示		
（0）转身时需要辅助		
无扶持站立时动态移动重心		
12.计数脚底接触板凳的次数		
指导：每只脚交替放于板凳上，直到每只脚能踏上板凳上4次		
评分：选出分类的最低分数		
（4）可独自站立，20秒内踏8次		
（3）可独自站立，踏8次超过20秒		
（2）监护下，无辅助可踏4次		
（1）最简单的辅助可踏2次		
（0）需要辅助才能避免跌倒，不能尝试踏凳		
13.无扶持站立，一只脚在前		
指导：双脚前后位站立，如果困难，增加双足前后距离		
评分：选出分类的最低分数		

检查内容	年　月　日	年　月　日
（4）双足可前后接触位站立30秒		
（3）双足前后站立不能接触站立30秒		
（2）可迈小步后独立坚持30秒		
（1）迈步需要帮助，坚持15秒		
（0）站立或迈步失衡		
14.单腿站立		
指导：不需扶物，单腿站立		
评分：选出分类的最低分数		
（4）可抬腿，坚持超过10秒		
（3）可抬腿5~10秒		
（2）可抬腿超过3秒		
（1）尝试抬腿，不能坚持3秒，但可独自站立		
（0）不能尝试/需要辅助避免跌倒		
总　　分（36分及36分以下提示有100%的跌倒危险）		

附件1-2-9　Hoffer步行能力评定

姓名:　　　　性别:　　　　年龄:　　　　科室:　　　床号:　　　住院号:

主诉:

诊断:　　　　　　　　评定人员:　　　　　　检查日期:

Ⅰ级　不能步行——完全不能步行

Ⅱ级　非功能性步行——借助于膝－踝－足矫形器(KAFO)、手杖等能在室内行走，又称治疗性步行。

Ⅲ级　家庭性步行——借助于踝－足矫形器(AFO)、手杖等能在室内行走自如，但在室外不能长时间行走。

Ⅳ级　社区性步行——借助于AFO、手杖或独立可在室外和社区内行走、散步、去公园、去诊所、购物等活动，但时间不能持久，如需要离开社区长时间步行仍需坐轮椅。

评价结果:_____级。

附件1-2-10 Holden步行功能分级评定

姓名: 性别: 年龄: 科室: 床号: 住院号:

主诉:

诊断: 评定人员: 检查日期:

评价步行功能,分为0~5级,级别越高,步行功能越强。

0级: 无功能。

患者不能行走或完全依靠轮椅或需2人以上的帮助。

1级: 需大量持续性的帮助。

患者需要使用双拐或1人持续有力地搀扶才能行走及保持平衡。

2级: 需少量帮助。

患者持续或间断需要1人帮助平衡或协调,或需使用膝–踝–足矫形器(KAFO)、踝–足矫形器(AFO)、单拐、手杖等以保持平衡和保证安全。

3级: 需监护或语言指导。

患者能行走但不正常或不安全,需1人监护或言语指导,而无身体上接触。

4级: 平地上独立。

患者在平面上可独立步行,但在上台阶、斜面或不平的表面时需要帮助或监护。

5级: 完全独立。

患者可独立地去任何地方。

评价结果:_____级。

附件1-2-11 感觉功能评定量表

姓名: 　　性别: 　　　年龄: 　　　科室: 　　　床号: 　　　住院号:

主诉:

诊断: 　　　　　　评定人员: 　　　　　检查日期:

项目		检查方法	结果记录 （异常情况、部位、程度）
浅感觉	触觉	患者闭目，治疗师用棉签或软毛笔轻触患者皮肤，让患者回答有无轻痒的感觉	
	痛觉	患者闭目，治疗师用圆头针尖在患者正常皮肤区域用针尖刺激数下，让患者回答痛不痛	
	温度觉	患者闭目，治疗师分别盛有冷水和热水的试管两支交替、随意接触患者皮肤，让患者说出"冷"或"热"的感觉	
	压觉	患者闭目，治疗师用大拇指用劲挤压肌肉或肌腱，让患者指出所挤压部位	
深感觉	运动觉	患者闭目，治疗师轻握住患者手指或脚趾，向下或上移动，让患者辨别移动方向	
	位置觉	患者闭目，治疗师把患者肢体放在一定的位置，让患者说出所在位置	
	震动觉	患者闭目，治疗师将每秒震动256次的音叉放置患者身体的骨骼突出部位，询问患者有无震动感和持续时间	
复合感觉	皮肤定位觉	患者闭目，治疗师用棉签轻触患者皮肤后，让患者用手指指出刺激的部位	
	两点辨别觉	患者闭目，治疗师用两脚规的两尖端同时轻触片皮肤，距离由大到小，测定能区别两点的最小距离	
	实体觉	患者闭目，治疗师让患者触摸熟悉的物件，触摸后说出物件的属性和名称。先患侧再健侧	
	图形觉	患者闭目，治疗师用手指在患者皮肤上划一几何图形，让患者说出所画图形名称	

附件1-2-12 简易精神状态检查量表(MMSE)

姓名： 性别： 年龄： 科室： 床号： 住院号：

主诉：

文化程度： 评定人员： 检查日期：

题号	检查内容	记分	月 日	月 日
1	现在是哪一年	1		
2	现在是什么季节	1		
3	现在是几月份	1		
4	今天是几号	1		
5	今天是星期几	1		
6	我们现在是在哪个国家	1		
7	我们现在是在哪个城市	1		
8	我们现在是在哪个城区(或什么路、哪一个省)	1		
9	(这里是什么地方)这里是哪个医院	1		
10	这里是第几层楼(你是哪一床)	1		
11	我告诉你三样东西,在我说完之后请你重复一遍它们的名字,"树""钟""汽车" 请你记住,过一会儿我还要你回忆出它们的名字来	树 1 钟 1 汽车 1		
12	请你算算下面几组算术: 100-7= 93-7= 86-7= 79-7= 72-7=	93 1 86 1 79 1 72 1 65 1		
13	现在请你说出刚才我让你记住的那三种东西的名字	树 1 钟 1 汽车 1		
14	(出示手表)这个东西叫什么	1		
15	(出示铅笔)这个东西叫什么	1		
16	请你跟我说"如果、并且、但是"	1		
17	我给你一张纸,请你按我说的去做,现在开始: "用左/右手(未受累侧)拿着这张纸" "用(两只)手将它对折起来" "把纸放在你的左腿上"	1 1 1		
18	请你读一读这句话"闭上你的眼睛",并按上面的意思去做	1		
19	请你给我写一个完整的句子	1		
20	(出示图案)请你按这个样子把它画下来	1		
	总分	30		

附件1-2-13 蒙特利尔认知评估（MoCA）量表

姓名：　　　性别：　　　年龄：　　　科室：　　　床号：　　　住院号：

主诉：

文化程度：　　　　　　评定人员：　　　　　　检查日期：

视空间与执行功能		复制立方体	画钟表（11点过10分）（3分）	得分
戊 结束　甲　⑤　①乙②　开始　丁④③　丙　[ ]		[ ]	轮廓　数字　指针	__/5
命名				__/3
	[ ]　　　　　[ ]　　　　　[ ]			

记忆	读出下列词语，而后由患者重复上述过程重复2次 5分钟后回忆		面孔	天鹅绒	教堂	菊花	红色	不计分
		第一次						
		第二次						

注意	读出下列数字，请患者重复（每秒1个）	顺背 [ ] 2 1 8 5 4 倒背 [ ] 7 4 2	__/2

读出下列数字，每光数字1出现时，患者必须用手敲打一下桌面，错误数大于或等于2个不给分 [ ] 5 2 1 3 9 4 1 1 8 0 6 2 1 5 1 9 4 5 1 1 1 4 1 9 0 5 1 1 2		__/1

100连续减7	[ ] 93　[ ] 86　[ ] 79　[ ] 72　[ ] 65 4-5个正确给3分，2-3个正确给2分，1个正确给1分，全部错误为0分	__/3

语言	重复：我只知道今天张亮是来帮过忙的人 [ ] 狗在房间的时候，猫总是躲在沙发下面 [ ]	__/2
流畅性：在1分钟内尽可多的说出动物的名字	[ ] _____ (N≥11 名称)	__/1

抽象	词语相似性：如香蕉-桔子=水果　[ ] 火车-自行车 [ ] 手表-尺子	__/2

延迟回忆	回忆时不能提示	面孔 [ ]	天鹅绒 [ ]	教堂 [ ]	菊花 [ ]	红色 [ ]	仅根据非提示回忆计分	__/5
选 项	分类提示							
	多选提示							

定向	[ ] 日期　[ ] 月份　[ ] 年代　[ ] 星期几　[ ] 地点　[ ] 城市	__/6

	总分	__/30

附件1-2-14　失语症评定简表

姓名：　　　性别：　　　年龄：　　　科室：　　　床号：　　　住院号：

主诉：

文化程度：　　　　　　　评定人员：　　　　　　　检查日期：

一、谈话

你叫什么名字？_____你多大年龄？_____你住哪儿？_____

你（退休前）做什么工作？_____请简单说说您怎么不好？_____

系列语言从1数到21：_____

总评：哑、刻板重复、非流利型、流利型、中间型、正常

二、复述

门_____九十五_____四个四十七_____百分之八十八_____

手和窗户_____狗和机器_____乌鲁木齐和呼和浩特_____

一个大花碗扣一个大花活蛤蟆_____他刚一进门就又下雨又打雷_____

所机全微他合_____

三、理解

执行命令

1.指出窗户_____2.指出灯_____3.指出鼻子_____4.指出肩膀_____5.指出进这个房间的地方_____6.指出能躺下睡觉的地方_____7.指出鼻子肩膀和下巴_____8.用右手摸左耳（如右侧瘫改左手）9.拿起钢笔碰一下铅笔_____10.把纸翻过来，把笔放在下边，把钥匙放在上边_

是否题

1.你的名字是……吗？（说患者名字）_____

2.这是钢笔吗？_____

3.你吃过早饭（午饭）吗？_____

4.这儿是旅馆吗？_____

5.七月份下雪吗？_____

6.马比狗大吗？_____

四、命名

1.钢笔_____

2.耳朵_____

3.眉毛_____

4.表带_____

5.胳膊肘_____

6.眼镜腿_____

7.袖子_____

8.领子_____

9.拇指_____

10.中指_____（医生左手食指）

列名：列举蔬菜名称（1分钟）_____个

色命名：红_____蓝_____绿_____黑_____

白_____黄_____

天空是_____草是_____煤是_____

少先队员的领巾是_____冬天下的雪是_____麦子熟了是_____

五、阅读（朗读/理解）

1.耳朵_____/_____

2.铅笔_____/_____

3.房顶_____/_____

4.头发_____/_____

5.窗户_____/_____

6.闭上眼睛_____/_____

7.指一下灯_____/_____

8.把钢笔放在铅笔上边_____/_____

9.苹果是_____的（方的、原的、圆的、白的）_____/_____

10.解放军戴_____（枪、抢、墙、呛）_____/_____

六、书写

1.写您的名字_____

2.手_____

3.钢笔_____

4.眼睛_____

5.打气筒_____

6.写一句话_____

（2~6先听写，后抄写）

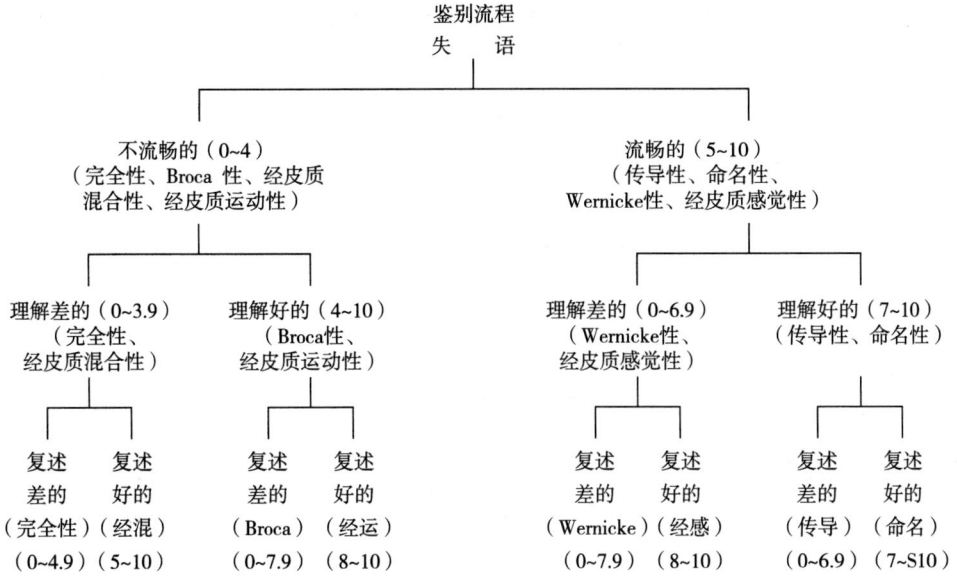

附件1-2-15　Frenchay构音评定总结表

姓名：　　　　性别：　　　　年龄：　　　　科室：　　　　床号：　　　　住院号：

主诉：

评定人员：　　　　　　　　　　　　　　　　检查日期：

功能↑	反射			呼吸		唇					颌	软腭			喉				舌						言语			速度
正常 a																												
b																												
c																												
d																												
功能异常 e ↓																												
	咳嗽	吞咽	流涎	静止状态	言语	静止状态	唇角外展	闭唇鼓腮	交替发音	言语	静止状态	流质饮食	抬高	言语	发音时间	音调	音量	言语	静止状态	伸舌	上下运动	两侧运动	交替运动	言语	读字	读句子	会话	速度

正常	轻度障碍	中度障碍	重度障碍	极重度障碍
27~28/28a	18~26/28a	14~17/28a	7~13/28a	0~6/28a

结果

构音障碍类型：＿＿＿＿＿＿　严重程度分级：＿＿＿＿＿＿

附件1-2-16　反复唾液吞咽测试记录单

姓名：　　　　性别：　　　　年龄：　　　　科室：　　　床号：　　　住院号：

主诉：　　　　　　　　　　　　　　　诊断：

评定人员：　　　　　　　　　　　　　检查日期：

试验方法

被检查者取坐位/卧床放松体位。检查者将手指置于喉结、舌骨处，让患者尽量快速、反复吞咽。观察30秒内吞咽次数和喉结上抬幅度。口干者可在舌面上注入1ml水后再让其吞咽。意识障碍或认知障碍不能听从指令患者，可用冰棉签刺激口腔和咽部做冷按摩，观察吞咽情况和吞咽启动时间。

结果记录

观察内容	正常	测试结果
吞咽次数（30秒）	5~8次	
喉上抬幅度	2cm	
呛咳	无	
吞咽反射诱发时间		

附件1-2-17   简易吞咽功能评定——洼田饮水试验

姓名：   性别：   年龄：   科室：   床号：   住院号：

主诉：   诊断：

评定人员：   检查日期：

  "洼田饮水试验"：让患者喝水1～2勺，如无问题，嘱患者取坐位，将30ml温水递给患者，让其"像平常一样喝下"，记录饮水情况。

  Ⅰ：可一口喝完，无噎呛。

  Ⅱ：分两次以上喝完，无噎呛。

  Ⅲ：能一次喝完，但有噎呛。

  Ⅳ：分两次以上喝完，且有噎呛。

  Ⅴ：常常呛住，难以全部喝完。

  情况Ⅰ，若5秒内喝完，为正常；超过5秒，则可疑有吞咽障碍；情况Ⅱ也为可疑。

  情况Ⅲ、Ⅳ、Ⅴ则确定有吞咽障碍。

  如饮用一勺水就呛住时，可休息后再进行，两次均呛住属异常。

  评价结果：

附件1-2-18　Zung抑郁自我评价量表

姓名：　　　性别：　　　年龄：　　　科室：　　　床号：　　　住院号：

主诉：　　　　　　　　　　　　　诊断：

评定人员：　　　　　　　　　　　检查日期：

提问内容	无	有时	经常	持续	得分
1.我感到情绪沮丧，郁闷	1	2	3	4	
2.我感到早晨心情最好	4	3	2	1	
3.我要哭或想哭	1	2	3	4	
4.我夜间睡眠不好	1	2	3	4	
5.我吃饭像平时一样多	4	3	2	1	
*6.我与异性密切接触时和以往一样感到愉快	4	3	2	1	
7.我感到体重减轻	1	2	3	4	
8.我为便秘烦恼	1	2	3	4	
9.我的心跳比平时快	1	2	3	4	
10.我无故感到疲劳	1	2	3	4	
*11.我的头脑像往常一样清楚	4	3	2	1	
*12.我做事情像平时一样不感到困难	4	3	2	1	
13.我坐卧不安，难以保持平静	1	2	3	4	
*14.我对未来感到有希望	4	3	2	1	
15.我比平时更容易激怒	1	2	3	4	
*16.我觉得决定什么事很容易	4	3	2	1	
*17.我感到自己是有用的和不可缺少的人	4	3	2	1	
*18.我的生活很有意义	4	3	2	1	
19.假如我死了别人会过得更好	1	2	3	4	
*20.我仍旧喜爱自己平时喜爱的东西	4	3	2	1	
总分					

结果分析：指标为总分。将20个项目的各个得分相加，即得粗分。标准分等于粗分乘以1.25后的整数部分。标准分：25~49正常；50~59轻度抑郁；60~69中度抑郁；70及以上严重抑郁。

附件 1-2-19 Zung 焦虑自我评价量表

姓名：　　　　性别：　　　　年龄：　　　　科室：　　　　床号：　　　　住院号：

主诉：　　　　　　　　　诊断：

评定人员：　　　　　　　检查日期：

提问内容	没有或很少时间	小部分时间	相当多时间	绝大部分或全部时间	得分
1.我感到比往常更加神经过敏和焦虑	1	2	3	4	
2.我无缘无故地感到担心	1	2	3	4	
3.我容易心烦意乱或感到恐慌	1	2	3	4	
4.我感到我的身体好像被分成几块，支离破碎	1	2	3	4	
5.我感到事事都很顺利，不会有倒霉的事发生	4	3	2	1	
6.我的四肢抖动和震颤	1	2	3	4	
7.我因头痛、颈痛和背痛而烦恼	1	2	3	4	
8.我感到无力且容易疲劳	1	2	3	4	
9.我感到很平静，能安静坐下来	4	3	2	1	
10.我感到我的心跳较快	1	2	3	4	
11.我因阵阵的眩晕而不舒服	1	2	3	4	
12.我有阵阵要昏倒的感觉	1	2	3	4	
13.我呼吸时进气和出气都不费力	4	3	2	1	
14.我的手指和脚趾感到麻木和刺痛	1	2	3	4	
15.我因胃痛和消化不良而苦恼	1	2	3	4	
16.我必须时常排尿	1	2	3	4	
17.我的手经常温暖而干燥	4	3	2	1	
18.我觉得脸红发烧	1	2	3	4	
19.我容易入睡，晚上睡得很好	4	3	2	1	
20.我做噩梦	1	2	3	4	
总分					

　　结果分析：主要统计指标为总分。把 20 题得分相加为粗分，把粗分乘以 1.25，四舍五入取整数，即得到标准分。焦虑评定的分界值是 <46 分，正常；46~50 分，轻度焦虑；>50 分，焦虑。症状分值越高，症状越严重。

附件1-2-20　Barthel指数评定量表

姓名：　　　性别：　　　年龄：　　　科室：　　　床号：　　　住院号：

主诉：　　　　　　　　诊断：

评定人员：　　　　　　检查日期：

评价内容	评价计分标准				评估日期和结果		
	0分	5分	10分	15分			
1.进食	需极大帮助	部分独立或需部分帮助	独立	/			
2.洗澡	部分独立或需部分帮助	独立	/	/			
3.修饰	部分独立或需部分帮助	独立	/	/			
4.穿衣	需极大帮助	部分独立或需部分帮助	独立	/			
5.控制大便	失控	每周<1次失控	独立	/			
6.控制小便	失控	每24小时<1次失控	独立	/			
7.如厕	需极大帮助	部分独立或需部分帮助	独立	/			
8.床椅转移	完全依赖他人	需极大帮助	部分独立或需部分帮助	独立			
9.平地行走	完全依赖他人	需极大帮助	部分独立或需部分帮助	独立			
10.上下楼梯	需极大帮助	部分独立或需部分帮助	独立	/			
总分							
评定标准 重度依赖：总分≤40分，完全不能自理，全部需要他人照护 中度依赖：总分41~60分，部分不能自理，大部分需他人照护 轻度依赖：总分61~99分，极少部分不能自理，部分需他人照护 无需依赖：总分100分，完全能自理，无需他人照护				评估者签名			

评估要求：

①入院（转入）、手术（介入）、病情变化（级别护理更改为上一级、医嘱变更为病重、病危）、出院前一天时进行评估；评分≤40分，每日评估一次；评分41~99分，每周评估一次。

②控制大小便、修饰等评估时如患者急性起病，可以起病后状态为准。

附件1-3　练习案例

案例1：患者，男性，44岁，因"左侧肢体无力14天"入院。患者于14天前突然出现恶心、呕吐，后出现左侧肢体无力，急送当地医院，当时头颅CT提示右侧基底节区脑出血，无发热，无抽搐，无意识丧失，给予补液、营养脑细胞等保守治疗2天后患者转入神经内科。给予脱水降颅压、控制血压等治疗，同时床边开始早期康复治疗，患者病情逐步好转，左侧肢体逐渐恢复活动，为行进一步康复治疗，转入康复科。患者有高血压病史5年，平时血压维持在160/90mmHg左右，此次因左侧无力，头颅CT提示右侧基底节区脑出血，入院后MMSE17分，因此诊断明确。医生将此患者转介给你。

主要查体情况：神清，语利，对答基本切题，可理解所问问题，定向力可。左侧轻微中枢性面瘫。无吞咽障碍。右侧肢体运动、感觉未见明显异常。左侧肢体Brunnstrom分期：上肢3期，手2期，下肢4期。左侧肢体Ashworth分级：上肢2级、下肢1级；左侧肢体深浅感觉基本正常。左侧腱反射亢进，Hoffmann征(＋)，Babinski征(＋)。改良Barthel指数40分，ADL严重障碍，MMSE17分，认知障碍。

案例2：患者，男性，58岁。左侧肢体活动障碍3周。有糖尿病史10年。神志清楚。言语清晰，对答切题。左侧鼻唇沟浅，伸舌左偏。无饮水呛咳。Brunnstrom运动功能分级：左上肢Ⅲ级，左手Ⅱ级，左下肢Ⅲ级。徒手肌力测定(MMT)：左上肢屈肘肌3级，伸肘肌3-级，屈腕肌2级，屈腕肌3-级，左下肢屈膝肌4级，伸膝肌4级，踝跖屈肌2级，踝背屈肌2级。改良Ashworth肌痉挛分级：左上肢屈肌0级，左手屈肌0级，左下肢伸肌0级。关节活动度(ROM)测定：左侧肢体各关节被动关节活动度(PROM)未见明显受限。左侧肢体痛觉、温度觉较对侧减退，位置觉存在。左侧Babinski征(＋)。右侧肌力、ROM、感觉等正常。坐位平衡Ⅲ级，站位平衡Ⅱ级。一人辅助下可步行，步态及稳定性欠佳，行走时左足下垂、内翻。本院头颅MRI扫描提示右侧基底节区脑梗死。

案例3：患者，女性，74岁。因右侧肢体活动受限伴言语不利2个月余。患者于2个月前早晨运动时突然觉头痛、头晕，不能言语及右侧肢体无力，伴呕吐1次，被家人送到当地医院急诊。当时血压170/100mmHg，嗜睡状，检查头部CT示左基底节区高密度影。既往有高血压病4年。当地医院以"脑出血"收住院治疗，经调节血压(脱水、降颅压等)处理，头痛、头晕好转，仍言语不利、右侧肢体活动不灵活，不能穿衣，不能站立，生活依赖家人照顾，为进一步康复转来我院。体格检查：体温36℃，呼吸19次/分，脉搏88次/分，血压130/80mmHg，双肺听诊无异常。心率80次/分，节律齐，心前区可闻及Ⅲ级收缩期杂音。腹壁软，未扪及肝脾肿大。神经系统检查；神志清楚，言语不流利，双侧眼底未见异常，右侧鼻唇沟变浅，示口角偏左，鼓腮吹气不能，咽反射存在、伸舌偏右。右侧上肢肌力Ⅲ级，右侧下肢肌力Ⅳ级，肌张力增高，右侧偏身痛、触感觉障碍，腱反射亢进，右侧巴氏征阳性，脑膜刺激征阴性，化验室检查血常规、尿常规、血糖正常。

康复评定：右侧肢体运动功能评定（Brunnstrom分级）：上肢Ⅲ级，手Ⅲ级，下肢Ⅳ级。右侧肢体Ashworth分级：上肢屈肌群1级，下肢伸肌群1+级。三级平衡检查：坐位平衡2级，不能独站。ADL评定（Barthel指数）：45分。

附件1-4 参考资料：

1.中国脑卒中康复治疗指南

2.中国脑卒中早期康复治疗指南

项目二 颅脑损伤患者康复综合实训

【实训目的与要求】

1.理解颅脑损伤康复基本知识。

2.熟练掌握颅脑损伤患者的面谈技巧。

3.熟练运用恰当的康复评定方法对颅脑损伤患者进行功能评估。

4.能为颅脑损伤患者制定适合的康复治疗方案。

5.熟练运用恰当的康复治疗方法为颅脑损伤患者进行康复治疗。

【实训学时】8学时。

【实训准备】

1.知识准备

（1）颅脑损伤后常见的临床表现及功能障碍

（2）颅脑损伤后功能障碍常用的评定方法

（3）颅脑损伤后康复治疗原则

（4）颅脑损伤后康复治疗方案的制订

（5）颅脑损伤后各期的功能障碍特点及康复治疗措施

（6）颅脑损伤患者功能预后的预测

2.用物准备 治疗床、治疗凳、站立床、平衡杠、训练用楼梯、OT桌、手杖、助行器、轮椅等训练用设备；低频电刺激治疗仪、功能性电刺激仪等理疗设备

3.资料准备 病历、评估量表、纸、笔等

4.病例准备 标准化患者

【实训任务】

任务一 颅脑损伤患者面谈

任务二 颅脑损伤患者康复评估

任务三 颅脑损伤患者康复治疗/干预

【附件材料】

附件2-1：实训案例

附件2-2：颅脑损伤患者康复评定常用量表

附件2-3：练习案例

附件2-4：参考资料

任务一　患者面谈

一、面谈要点

颅中脑指伤住院康复患者面谈要点主要包括如下内容。

（1）受伤的详细经过，包括受力原因、受力方向、有无二次损伤等。

（2）受伤时的主要症状，包括有无鼻漏、耳漏等，有无头痛、喷射状呕吐、肢体无力、言语不利、意识丧失、抽搐等。

（3）车祸伤时特别注意有无合并骨折、脊髓损伤、胸腹部损伤、周围神经损伤以及休克、呼吸心搏骤停等。

（4）救治经过，尤其注意开始救治时间，有无手术、气管插管等，了解早期的化验检查和影像学结果，救治的效果和病情变化情况。

（5）常见的早期并发症有癫痫、急性脑积水、感染等，但脑外伤早期全身各系统都有可能出现并发症。

（6）早期康复介入情况和恢复情况，包括开始康复时间、主要康复方法和效果，意识、精神心理、认知、语言、运动、感觉、平衡、大小便等神经功能的恢复情况，日常生活自理能力和社会参与能力、社会工作能力的恢复情况。

（7）既往史和家族史，了解患者的既往疾病和家族疾病情况，尤其是目前仍需治疗的疾病以及可能对预后有影响的疾病。

（8）个人史，了解患者的婚姻、家庭、职业、性格等情况，另外还需关注陪护人员、经济来源、保险、康复期望和态度等相关情况。

二、面谈步骤

1.自我介绍　是沟通的开始。介绍自己的身份和说明面谈主要目的。

［例］治疗师：***您好，我是您的首诊治疗师，我对您的病情已经有了大致的了解，下面想跟您再核实一下可以吗？

2.信息核对　核对患者基本信息，包括姓名、年龄、职业、入院时间、利手、民族、语言、受教育程度、医疗费用类别、就（转）诊来源以及原因等。

［例］治疗师：您是叫***吗？今年是42岁吗？受伤前是司机，对吗？

3.现病史　包括受伤时间、受伤原因、受伤时主要症状出现的过程、诊疗过程、苏醒时间、康复介入情况和恢复情况、患者及家属的治疗目标和其他治疗者的意见等。

［例］治疗师：***，您是什么时候受伤的？还记得是怎么受伤的吗？

治疗师：受伤时有哪些症状？

治疗师：除了头部受伤，还有其他地方受伤么？

治疗师：接受过哪些治疗呢？有没有好转？

治疗师：期间做过康复吗？什么时候开始接受康复治疗的？效果怎么样？

4. 既往史 患者既往健康状态和在此之前是否患有重大疾病。

［例］治疗师：您受伤前身体健康状况好吗？有得过什么重大疾病吗？

5. 社会/健康习惯 包括患者是否喝酒、吸烟和运动习惯。

［例］治疗师：您平时有喝酒、吸烟的习惯吗？（如有，每日饮酒量或吸烟量多少？）有没有运动习惯？（如有，爱好什么运动？每天运动多长时间？）

6. 功能障碍 目前功能状态/活动水平，包括患者目前状态下床上移动、转移、步行、自我照顾、家庭管理、社区和工作活动的水平。

［例］治疗师：您现在的具体情况怎么样？哪些事情自己可以做？还有哪些方面不太好？

治疗师：吃饭、穿衣、洗漱、上厕所等日常生活需要家人照顾吗？

7. 功能影响 患病对患者的主要影响。

［例］治疗师：这次脑外伤对您的生活主要有哪些影响呢？

8. 支持和限制因素 包括社会史即可能影响治疗的文化或宗教信仰、入院前、当前的和出院后的照顾者、当前和出院后患者的社会经济支持等。职业史包括患者是全职工作还是兼职工作、工作地点在家庭内还是家庭外、是否退休、是否学生等。生活环境包括患者使用的装置和环境、患者的住宅类型等相关的信息。如患者住处的楼梯、斜坡、社区服务、家政服务、医疗救济、康复治疗服务等情况。颅脑损伤原因多为交通事故或其他意外伤害，故还需了解有无涉及法律纠纷、有无保险赔付等情况，是否由家庭承担全部费用。

9. 康复期望和目标 了解患者（包括患者家属）的康复期望，通过康复治疗期望达到的康复目标。

［例］治疗师：您希望通过康复治疗恢复到什么程度？

患者：希望能自己穿衣、吃饭、上厕所、上下楼（家住2楼），生活自理，将来继续工作。

10. 结束面谈 总结患者的主要康复问题、康复期望等，与患者再次核实，并对患者的配合表示感谢，鼓励患者积极配合治疗，并说明下一步的评估安排。

注意：颅脑损伤患者常常有严重的认知功能障碍，不能配合面谈，此时可与了解情况的患者照顾者进行面谈，采集信息。

三、任务考核

考核要求和评分标准——附录2：A）患者面谈。

任务二　颅脑损伤患者康复评估

一、康复评估内容

（一）严重程度评定

脑卒中患者神经功能缺损程度和病情程度的评定如下。

1. 急性期评定　Glasgow昏迷量表（附件2-2-1）。

2. 恢复期评定　Galveston定向遗忘试验（GOAT）检查表（附件2-2-2）。

（二）康复评定

依据ICF理论框架，围绕身体功能、活动能力和社会参与三个障碍层面进行评定。

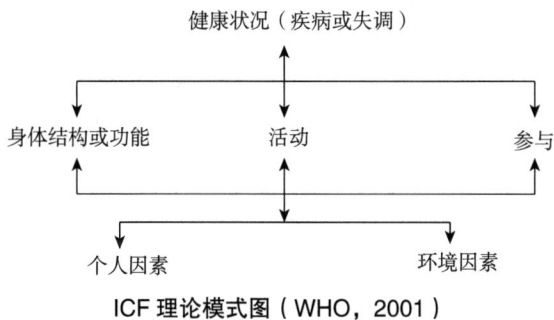

ICF 理论模式图（WHO，2001）

1.身体结构与功能方面的评定

（1）认知功能评定

1）认知功能障碍严重程度：用Rancho Los Amigos（RLA）认知功能分级标准评定（附件2-2-3）。

2）认知障碍的成套测验

①神经行为认知状况测试（NCSE）（附件2-2-4）

②洛文斯顿作业治疗认知评定（LOTCA）（附件2-2-5）

3）注意功能的评定

①视觉注意：视跟踪、形状辨认、字母划消测验。

②听觉注意：听跟踪、听认字母、听词辨认、声辨识、词辨识。

4）记忆功能的评定

①韦氏记忆量表（WMS）（附件2-2-6）

②Rivermead行为记忆测试（RBMT）（附件2-2-7）

③简易记忆力评定（附件2-2-8）

5）思维的评定

①从一个系列的图形或数字中找出其变化的规律，如"2、4、6、8、10"。

②将排列的字、词组成一个有意义的句子，如"体育老师""球赛""自行车"可组成"体育老师骑自行车去看球赛"。

③比拟填空或给出某些词语的反义词，如"黑暗"的反义词是"光明"。

④成语或名人名言的解释，如"瓜田李下""谦虚过度是骄傲"。

⑤假设突发情况下如何应变，如上班路上遇到堵车，将要迟到该怎么办等。

6）失认症的评定

①视觉失认：评定主要根据临床表现。

②听觉失认：评定主要根据临床表现。

③触觉失认：评定主要根据临床表现。

④单侧忽略：用Albert划杠测验、字母划消试验（Diller测验）、临摹画图测验、平分直线测验、高声朗读测验、书写试验、日常行为观察评定等（附件2-2-9）。

⑤疾病失认：评定主要根据临床表现。

⑥Gerstmann综合征

左右失定向：评定者叫出左侧或右侧肢体某部位名称，让患者按要求举起相应部位，或由评定者指患者的某一侧肢体，让患者回答是左侧还是右侧，回答不正确即为阳性。

手指失认：评定前先给患者确认各手指的名称，然后评定者呼出不同手指的名称，请患者伸出相应手指，回答不正确者为阳性。

失写：让患者写下检查者口述的短句，不能写者为阳性。

失算：让患者心算或笔算简单的算术，从65开始，每次加7，直到100为止，不能算者为阳性。

7）失用症的评定（附件2-2-10）

①结构性失用：用砌积木试验、拼图试验等评定。

②运动性失用：用Goodglass失用试验评定。

③穿衣失用：用给娃娃穿衣试验和自己穿衣试验评定。

④意念性失用：用日常用具使用试验和活动逻辑试验评定。

⑤意念运动性失用：用模仿动作试验、口令命令动作试验评定。

8）痴呆的评定

①简易精神状态检查量表（MMSE）（附件1-2-12）评定。

②蒙特利尔认知评估量表（MoCA）（附件1-2-13）评定。

（2）情绪障碍评定（附件1-2-18、1-2-19）

1）抑郁　用汉密尔顿抑郁量表（HAMD）评定。

2）焦虑　用汉密尔顿焦虑量表（HAMA）评定。

（3）行为障碍评定

可依据患者的临床症状评定，也可用柯恩–曼斯菲尔德激越情绪行为量表（CMAI）评定。

颅脑损伤常见的行为障碍

性质	表现
正性	攻击、冲动、脱抑制、幼稚、反社会性、持续动作
负性	丧失自知力、无积极性、自动性、迟缓
症状性	抑郁、类妄想狂、强迫观念、循环性情绪（躁狂–抑郁气质）、情绪不稳定、癔症

（4）运动功能评定　与脑卒中所致运动障碍的评定相似。

1）综合运动功能

①Brunnstrom运动功能评定（附件1–2–2）

②Fugl–Meyer运动功能评定（附件1–2–3）

2）肌张力及痉挛

①Ashworth痉挛评定量表（附件1–2–4）

②综合痉挛评定量表（附件1–2–5）

3）平衡功能

①姿势评定量表（附件1–2–6），评定早期卧床和坐位平衡能力，专门评定脑卒中的早期姿势控制能力，包括仰卧位、坐位及站立位的姿势控制能力。

②Fugl–Meyer平衡功能评定量表（附件1–2–7）。

③Berg平衡量表（附件1–2–8），对有站立平衡能力的患者可以采用。此表进行评定。

④平衡测试仪评定，有条件可用。

4）步行能力

①Hoffer步行能力评定（附件1–2–9）

②Holden步行功能分级评定（附件1–2–10）

③"站起–走"计时测试

④6分钟或10分钟步行测试评定

⑤步态分析系统测试，有条件可以采用。

（5）言语功能和吞咽障碍评定

1）失语症　常见有运动性失语、感觉性失语、命名性失语、传导性失语、皮质性失语等。可用简易失语症评定表（附件1–2–14）进行初步筛查，用西方失语症检查（WAB）、汉语失语症检查（ABC）、波士顿失语症检查评定进行详细评定。

2）构音障碍　表现为发音异常和构音不清楚，早期常伴有吞咽功能障碍。一般采用Frenchay构音器官功能检查法评定（附件1–2–15）。

3）吞咽障碍　属于功能性吞咽障碍或神经性吞咽障碍。可采用反复唾液吞咽测试（附件1-2-16）、饮水试验/改良饮水试验（附件1-2-17）等进行筛查，采用临床吞咽检查、透视录像吞咽检查、内镜下吞咽检查进一步评定。

2.个体活动方面的评定 主要进行日常生活活动能力（ADL）评定。颅脑损伤患者ADL评定可用Barthel指数（附件1-2-20），但由于颅脑损伤患者多有认知障碍，故更宜选用含认知项目的评定量表，如功能独立性评定量表（FIM）。

3.社会参与方面的评定 主要包括居住环境、社区环境、社会人文环境、生活质量的评定。一般急性期不做生存质量评定，多在出院前或随访中进行。常用量表为：世界卫生组织生存质量评定量表（WHOQOL-100）或其简表（QOL-BREF）、健康状况SF-36。

4.继发或并发障碍评定

5.颅脑损伤预后评定 用综合评定量表和临床预测评定。

6.颅脑损伤结局评定 用格拉斯哥结局量表（GOS）评定（附件2-2-11）。

二、康复评估步骤

1.确定评估内容 根据问诊结果和患者的病历资料，分析患者可能存在的功能障碍，如运动功能、感觉功能、言语、吞咽、认知、心理以及并发症等方面的功能问题，确定重点评估的内容。

2.选择评估方法 根据患者的病情、需进行的评估内容及现实条件，选择合适的评估方法。

［例］根据问诊和观察，患者目前精神症状较重，配合程度较差，语言、吞咽、认知、感觉方面不能配合进行检查。因此主要针对患者目前存在的精神心理、运动功能、日常生活能力方面进行评定。

针对精神心理方面：可用柯恩-曼斯菲尔德激越情绪行为量表（CMAI）评定，也可根据患者的临床表现进行评定。

针对运动功能方面：用Brunnstrom运动功能恢复分期或Fugl-Meyer量表进行评估；肌张力方面，用改良Ashworth量表评定；针对平衡功能，卧床阶段采用姿势评定量表进行评估。之后可用Fugl-Meyer平衡功能评定量表评定；对有站立平衡能力的患者采用Berg平衡量表评定。

针对认知方面：目前用Rancho Los Amigos（RLA）认知功能分级标准评定认知功能障碍严重程度，采用简易精神状态检查（MMSE）进行痴呆筛查，了解整体认知情况。

针对ADL方面用改良Barthel指数/Barthel指数、功能独立性评定量表（FIM）评定。

3.实施功能评估 进行评估操作时，需注意按照评估项目的操作规范和要求熟练进行评估，患者和治疗师均应采取合适的体位，并保持良好的沟通。注意操作时间不宜过长。

［例］具体评定操作步骤如下。

1.与患者交流：您好，我是您的评估治疗师，现在我要对您进行＊＊评估，如果评定过程中有任何不适，请立即告诉我。

2.开始评定操作

3.结束评定：您好，您的评估结束了，谢谢您的配合。后面会根据您的情况给您安排康复治疗。

4.评估结果记录与分析

5.评定结果解释，形成障碍学诊断

［例］该患者的康复诊断：

脑外伤恢复期

精神障碍

构音障碍

吞咽障碍

左侧偏瘫

左侧偏身感觉障碍

日常生活活动能力障碍

社会参与能力减退

6.设定康复目标，制订康复治疗计划

［例］根据评估结果，制订患者的康复目标。

近期康复目标：控制精神症状，增强下肢负重，提高坐位平衡，改善ADL能力。

远期康复目标：ADL大部分自理，争取部分回归社会。

三、任务考核

考核要求和评分标准——附录2：B）康复评估。

任务三　颅脑损伤患者康复治疗/干预

一、颅脑损伤患者各阶段康复方案

本项目中提到的颅脑损伤患者的康复以认知障碍康复为主。

（一）急性期康复

1.床上良肢位摆放

（1）健侧卧位

（2）患侧卧位

（3）仰卧位

2.综合促醒治疗

（1）听觉刺激

（2）视觉刺激

（3）肢体运动觉和皮肤感觉刺激

（4）穴位刺激

3.保持呼吸道通畅

（1）定时翻身

（2）背部叩击

（3）辅助排痰

（4）体位引流排痰

4.被动关节活动范围训练

各关节按照关节运动方向尽量进行全范围的被动关节运动。

5.尽早活动

（1）呼吸训练

（2）肢体主动运动

（3）床上活动

（4）翻身起坐

（5）坐位平衡、站位平衡练习

（6）站立行走训练

6.物理因子治疗　对弛缓性瘫痪患者，可用低频脉冲电刺激。

7.夹板和矫形器的使用

（1）用肩托防止肩关节脱位

（2）用分指板防止患者腕手屈曲挛缩

（3）用踝关节矫形器矫正足下垂和足内翻

8.高压氧治疗

9.支持疗法　建议采用高蛋白、高热量饮食。

10.躁动不安的康复处理

（1）环境管理

（2）避免患者自伤或伤害别人

（3）降低患者的认知混乱

（4）允许患者情感宣泄

（5）控制或减轻症状的药物应用

（二）恢复期康复

1.认知障碍的康复治疗

（1）注意障碍的康复训练

①猜测游戏

②删除作业

③时间感

④数目顺序

（2）记忆障碍的康复治疗

1）内部策略

①首词记忆法

②编故事法

③PQRST法

2）外部策略　利用记事本、时间表、地图、闹钟、手表、手机、清单、标签、记号笔、录音机等常用的辅助物。

3）环境适应

①简化环境

②标志醒目

③物品固定位置摆放

（3）思维障碍的康复训练

①报纸信息提取

②排列顺序

③物品分类

④从一般到特殊的推理

⑤计算和预算

（4）失认症的康复治疗

1）单侧忽略训练

①治疗师站在忽略侧（即患侧）与患者谈话和训练。

②在忽略侧播放患者喜欢的音乐。

③对忽略侧给予触摸、拍打、挤压、擦刷、冰刺激等感觉刺激。

④让患者用健手摩擦忽略侧肢体。

⑤将食物、饮品放在忽略侧，让患者用健手去拿取。

⑥在忽略侧放置色彩鲜艳的装饰品（如气球、彩带等）。

2）视觉失认训练

①面容失认：采用亲人照片训练。

②颜色失认：采用各种颜色的图片和拼板训练。

3）Gerstmann综合征训练法

①左、右失认训练

②手指失认训练

③失算训练

④失写训练

（4）失用症的康复治疗

1）结构性失用训练

①家庭常用物品摆放训练

②复制作业训练（几何图形、搭积木、拼图等）

2）运动性失用训练

①动作模仿训练，如洗脸、刷牙、梳头等，可让治疗师做，患者模仿训练。

②多感觉刺激训练，在患者做之前，给肢体以本体感觉、触觉、运动觉刺激。

3）穿衣失用训练

①治疗师用衣服暗示、提醒指导患者穿衣，也可用语言指示或亲手教患者穿衣。

②在上衣、裤子和衣服左右标上明显的记号以提醒患者注意。

4）意念性失用训练

①故事图片排序练习

②把某项ADL活动分解为若干步骤，逐步串连起来完成一整套系列动作。

③口头、视觉或触觉提示。

④应选用动作简化或步骤少的代偿方式，如使用松紧腰带裤、松紧口鞋、弹力鞋带等。

2.行为障碍的康复治疗

（1）创造适当的环境

（2）药物治疗

（3）行为治疗

（三）遗症期康复

1.日常生活活动能力的训练

2.矫形器和辅助器具的应用

3.继续维持或强化认知、言语等障碍的功能训练

4.职业训练

5.其他，如物理因子治疗与针灸、按摩、中药等传统治疗。

二、康复治疗／干预步骤及流程

1.明确康复问题

2.确定康复治疗方案

3.制订康复治疗计划

4.实施康复治疗

5.评估康复治疗效果

6.康复宣教

康复治疗/干预示范举例：

针对该患者目前存在的主要问题和康复目标，制订康复治疗方案。

神经心理方面：患者目前主要表现阳性精神障碍，不能很好配合康复治疗，需要积极药物治疗，尽早控制精神症状。

运动功能方面：患者左侧上下肢均为Brunnstrom Ⅲ期，处于共同运动阶段，左侧上肢屈肌张力升高，左侧下肢伸肌张力升高，均为Ashworth分级1级，坐位动态平衡差，立位可短暂保持。应尽可能进行坐位、立位平衡训练、下肢负重训练，在患者能配合的情况下进行诱发分离运动训练。

日常生能力方面：床上移动、坐立位转移需帮助，日常生活大部分依赖。应进行翻身、床上移动、坐起等日常生活动作训练。

注意事项：康复训练过程中，应注意患者精神、情绪、行为，注意安全保护，需更加耐心，患者有任何病情变化需随时沟通，注意严格患者病房中的管理。患者家属要积极配合，共同努力。

三、任务考核

考核要求和评分标准——附录2：C)治疗/干预。

附件材料

附件 2-1：实训案例

患者，男，42岁，右利手，主因"车祸后左侧肢体活动不利伴言语不清，3月余"就诊。患者3月余前驾车时发生车祸，前额部受伤，当即昏迷，无呕吐，无耳鼻流血或液体，无肢体抽搐，无二便失禁，约半小时后送至当地医院，躁动明显，行头颅CT示双额颞叶、右顶叶、基底节区脑挫裂伤，弥漫性脑水肿，蛛网膜下腔出血。急行去骨瓣减压血肿清除术，术后持续昏迷，伤后3天出现持续高热，诊断肺部感染，行气管切开术，留置胃管、尿管，予抗炎等对症治疗，后感染受到控制，2周后神志转清，躁动，左侧肢体不能活动，2个月后试行气管切开堵管；后拔除气管套管。患者可主动表达，但乱语，不认家人，出现谩骂、攻击他人现象，左侧肢体出现轻微抬离床面运动。开始行针灸、高压氧及被动肢体活动治疗，患者不能配合，予药物治疗效果不佳，持续营养神经药物治疗，十天前行颅骨修补术，现患者言语不清，乱语，饮水呛咳，左侧肢体活动不利，留置胃管、尿管，日常生活大部分依赖他人，为康复治疗就诊。

查体：血压120/80mmHg，神清，吐词不清，唇舌运动差，言语混乱，查体不配合，眼动自如，双侧瞳孔等大等圆，直径3mm，对光反射存在，双侧额纹对称，左侧鼻唇沟浅，口角向右偏斜，伸舌略左偏，咽反射迟钝，左侧耸肩不能，余脑神经检查不能配合。左侧肢体关节活动无明显受限。Brunnstrom分期：左上肢Ⅲ期，左下肢Ⅲ期。肌张力改良Ashworth分级：左上肢屈肌1级，左下肢伸肌1级；左侧腱反射活跃，左侧病理征阳性；左侧偏身深浅感觉减退，共济检查不能完成，脑膜刺激征阴性。坐位平衡好，立位平衡差，目前不能完成翻身、起坐等动态动作。

既往：体健。吸烟10年，5支/日，无酗酒史。

职业史：病前从事司机职业。

心理史：伤前性格内向。

视频1 （问诊）	视频2 （感觉评定）	视频3 （肱二头肌张力评定）	视频4 （坐位评定）
视频5 （肩关节被动活动）	视频6 （髋关节被动活动）	视频7 （坐站转移）	

附件 2-2　颅脑损伤患者康复评定常用量表

附件2-2-1　Glasgow昏迷量表（GCS）

姓名：　　　性别：　　　年龄：　　　科室：　　　床号：　　　住院号：

主诉：　　　　　　　　　受伤时间：

诊断：　　　　　　　　　评定人员：　　　　　　　　　检查日期：

项目（代号）	检查方法	患者反应	评分
睁眼反应（E）	观察患者	自动睁眼	4
	言语刺激	大声呼唤患者时睁眼	3
	疼痛刺激	捏痛时患者能睁眼	2
	疼痛刺激	无睁眼反应	1
运动反应（M）	口令刺激	能执行简单命令	6
	疼痛刺激	捏痛时患者推医生的手	5
	疼痛刺激	捏痛时患者撤出被捏的手	4
	疼痛刺激	患者呈去皮层强直状态：上肢屈曲、内收内旋、腕指屈曲；下肢伸直，内收内旋，踝跖屈	3
	疼痛刺激	患者呈去大脑强直状态：上肢伸直、内收内旋、腕指屈曲；下肢与去皮层强直相同	2
	疼痛刺激	无运动反应	1
言语反应（V）	言语交流	能正确回答时间、地点	5
	言语交流	能会话，但言语错乱，回答错误	4
	言语交流	无韵律地说一些不适当的词	3
	言语交流	患者发出声音但不能被理解	2
	言语交流	无语言反应	1
总分			

GCS评分=E分+M分+V分。≤8有昏迷；≥9示无昏迷、<8，严重损伤；9~11，中度损伤；≥12，轻度损伤

附件2-2-2　Galveston定向遗忘试验（GOAT）检查表

姓名：　　　　性别：　　　　年龄：　　　　科室：　　　　床号：　　　　住院号：

诊断：　　　　　　　　　受伤时间：

评定人员：　　　　　　　检查时间：

检查项目	评分
1. 你叫什么名字（姓和名）?（2分）	
你是什么时候出生的?（4分）	
你现在住在哪里?（4分）	
2. 你现在在什么地方（城市名）?（5分）	
在医院（不必陈述医院名称）（5分）	
3. 你哪一天入这家医院的?（5分）	
你怎么被送到医院里的?（5分）	
4. 受伤后你记得的第一件事是什么（如苏醒过来等）?（5分）	
你能详细描述一下你受伤后记得的第一件事吗?（如时间、地点、伴随人等）（5分）	
5. 你记得事故发生前的最后一件事是什么吗?（5分）	
你能详细描述一下事故发生前的最后一件事吗?（如时间、地点、伴随情况等）（5分）	
6. 现在时间是几点?（最高分5分，与当时时间相差半小时扣1分，依此类推，直至5分扣完为止）	
7. 今天是星期几?（与正确的相差1天扣1分，直至5分扣完为止）	
8. 今天是几号?（与正确的相差1天扣1分，直至5分扣完为止）	
9. 现在是几月份?（与正确月份相差1月扣5分，最多可扣15分）	
10. 今年是公元多少年?（与正确年份相差1年扣10分，最多可扣30分）	
总分	

满分为100分，达到75分为脱离伤后遗忘。

根据PTA时间的长短，可将颅脑损伤的严重程度分为四级：PTA＜1小时，为轻度；PTA在1~24小时，为中度；PTA在1~7天，为重度；PTA＞7天，为极重度。

附件2-2-3　Rancho Los Amigos认知功能分级（RLA）

姓名：　　　　性别：　　　　年龄：　　　　科室：　　　　床号：　　　　住院号：

主诉：　　　　　　　　　　受伤时间：

诊断：　　　　　　　　　　评定人员：　　　　　　　　检查时间：

分级	特点	认知与行为表现
Ⅰ级	没有反应	患者处于深昏迷，对任何刺激完全无反应
Ⅱ级	一般反应	患者对无特定方式的刺激呈现不协调和无目的的反应，出现的反应与刺激无关
Ⅲ级	局部反应	患者对特殊刺激起反应，但与刺激不协调，反应直接与刺激的类型有关，以不协调延迟方式（如闭着眼睛或握着手）执行简单命令
Ⅳ级	烦躁反应	患者处于躁动状态，行为古怪，毫无目的，不能辨认人与物，不能配合治疗，词语常与环境不相干或不恰当，可以出现虚构症，无选择性注意，缺乏短期和长期的回忆
Ⅴ级	错乱反应	患者能对简单命令取得相当一致的反应，但随着命令复杂性增加或缺乏外在结构，反应呈无目的性、随机性或零碎性；对环境可表现出总体上的注意，但精力涣散，缺乏特殊注意能力，用词常常不恰当并且是闲谈，记忆严重障碍常显示出使用对象不当；可以完成以前常常有结构性的学习任务，如借助帮助可完成自理活动，在监护下可完成进食，但不能学习新信息
Ⅵ级	适当反应	患者表现出与目的有关的行为，但要依赖外界的传入与指导，遵从简单的指令，过去的记忆比现在的记忆更深更详细
Ⅶ级	自主反应	患者在医院和家中表现恰当，能主动地进行日常生活活动，很少有差错，但比较机械，对活动回忆肤浅，能进行新的活动，但速度慢，借助结构能够启动社会或娱乐性活动，判断力仍有障碍
Ⅷ级	有目的反应	患者能够回忆并且整合过去和最近的事件，对环境有认识和反应，能进行新的学习，一旦学习活动展开，不需要监视，但仍未完全恢复到发病前的能力，如抽象思维，对应激的耐受性，对紧急或不寻常情况的判断等

评定结果：　　　级

附件2-2-4　神经行为认知状况测试（简称NCSE）

姓名及性别：_____　　门诊或住院号：_____

科室及床号：_____　　职业：_____

年龄及出生日期：_____　　母语：_____　偏手倾向：_____

教育程度：_____　　最后工作日期：_____

受伤日期（如果有）：_____　　检查人及时间：_____

临床诊断：_____

MRI或CT：_____

认知程度概况

| | 意识能力 | 定向能力 | 专注能力 | 语言能力 | | | 结构组织能力 | 记忆能力 | 计算能力 | 推理能力 | |
				理解能力	复述能力	命名能力				类似性	判断能力
正常								-6-			-8-	-6-
	清醒	-12-	-（S）8-	-（S）6-	-（S）-	-（S）-	-（S）5-	-12-	-（S）4-	-（S）6-	-（S）5-
		-10-	-6-	-5-	-11-	-7-	-4-	-10-	-3	-5	-4
轻微	受损	-8-	-5-	-4-	-9-	-5-	-3-	-8-	-2-	-4-	-3-
中度		-6-	-3-	-3-	-7-	-3-	-2-	-6-	-1-	-3-	-2-
严重		-4-	-1-	-2-	-5-	-2-	-0-	-4-	-0-	-2-	-1-
写下更低的分数											

注意：如果患者超过65岁，在测试其组织能力、记忆力及类似性时，若分数等同"轻微受损程度"一级，仍属正常。并非所有因脑部受损而导致的认知缺陷都可以从NCSE测试出来，故此，表示正常的分数不足以证明脑部没有问题；同样，表示轻微、中度或严重受损的分数也不一定反映出脑部出现机能障碍。（参照NCSE手册中的"阐明须知"。）

神经行为认知状况测试（简称NCSE）

清楚正确地记录患者的回应。

一、意识程度

清醒＿＿＿＿＿＿＿＿　　　呆滞＿＿＿＿＿＿＿＿　　　不稳定＿＿＿＿＿＿＿＿＿

描述患者的情况：＿＿＿＿＿＿＿＿＿＿＿＿＿＿＿＿＿＿＿＿＿＿＿＿＿＿＿＿＿＿

＿＿＿＿＿＿＿＿＿＿＿＿＿＿＿＿＿＿＿＿＿＿＿＿＿＿＿＿＿＿＿＿＿＿＿＿＿

＿＿＿＿＿＿＿＿＿＿＿＿＿＿＿＿＿＿＿＿＿＿＿＿＿＿＿＿＿＿＿＿＿＿＿＿＿

二、定向能力（分数为2、1或0）

		回应	分数
（一）人物	1.姓名（0分）	＿＿＿＿	＿＿＿＿
	2.年龄（2分）	＿＿＿＿	＿＿＿＿
（二）地点	1.现时位置（2分）	＿＿＿＿	＿＿＿＿
	2.城市名称（2分）	＿＿＿＿	＿＿＿＿
（三）时间	1.日期：月（1分）	＿＿＿＿	＿＿＿＿
	日（1分）	＿＿＿＿	＿＿＿＿
	年（2分）	＿＿＿＿	＿＿＿＿
	2.星期：（1分）	＿＿＿＿	＿＿＿＿
	3.一小时内的当时时间（1分）	＿＿＿＿	＿＿＿＿

总分：＿＿＿＿＿＿

三、专注能力

（一）数字复述

1.甄别试：8-3-5-2-9-1　　　　　　合格＿＿＿＿＿＿　　　不合格＿＿＿＿＿＿

2.等级试：数字分组覆述（分数为1或0；若在覆述一组数字时出现两次错误，则停止此项测试）

3-7-2＿＿＿＿　　5-1-4-9＿＿＿＿　　8-3-5-2-9＿＿＿＿　　2-8-5-1-6-4＿＿＿＿

4-9-5＿＿＿＿　　9-2-7-4＿＿＿＿　　6-1-7-3-8＿＿＿＿　　9-1-7-5-8-2＿＿＿＿

总分：＿＿＿＿＿＿

（二）四词记忆测试

从第六题中选出四个不相关的词语：燕子、萝卜、钢琴、绿色。

（其他选择：桌子、狮子、苹果、手套）

患者必须正确地把这四个词语复述两次。

并把患者所需的练习次数记录下来：＿＿＿＿＿＿＿＿＿＿＿＿＿＿＿＿＿＿

四、语言能力

（一）看图描述

钓鱼图画（清楚正确地记录患者的回应）

_____

_____

（二）理解能力（进行此项测试时，必须最少把三件其他物件同时放于患者的面前）

假如（Ⅰ）、（Ⅱ）、（Ⅲ）能顺利完成，此项测试的反应会假设是正常。

1. 甄别试　三步指令："把纸翻过来，把圆珠笔递给我，然后指着你自己的鼻子。"

合格_____　　不合格_____

2. 等级试　（分数为1或0）如果不正确，请描述患者的表现。

	反　应	分　数
（Ⅰ）拾起圆珠笔	_____	_____
（Ⅱ）指向地板	_____	_____
（Ⅲ）把钥匙交给我	_____	_____
（Ⅳ）指着圆珠笔然后拾起钥匙	_____	_____
（Ⅴ）把纸递给我然后指着硬币	_____	_____
（Ⅵ）指着钥匙，把圆珠笔递给 　　　我，然后拾起硬币	_____	_____

总分：_____

（三）复述能力

1. 甄别试　第一个动作显示了作曲家的意图

_____

合格_____　　不合格_____

2. 等级试　（第一次答对得2分，第二次答对得1分，答错则0分）

	回应	分数
（Ⅰ）在窗外面	_____	_____
（Ⅱ）他游过那个湖	_____	_____
（Ⅲ）那弯路是通过那个村庄	_____	_____
（Ⅳ）他让门半掩着	_____	_____
（Ⅴ）那蝙蝠洞挤满了喜欢游历的人	_____	_____
（Ⅵ）不是如果、和或但是	_____	_____

总分：_____

（四）命名能力

1. 甄别试　（Ⅰ）圆珠笔　　　　　　（Ⅱ）笔帽／笔盖

（Ⅲ）笔尖　　　　　　（Ⅳ）笔尖／笔嘴

合格_____　　不合格_____

2. 等级试（分数为1或0）

	回应	分数		回应	分数
（Ⅰ）鞋	_____	_____	（Ⅴ）铁锤	_____	_____
（Ⅱ）巴士	_____	_____	（Ⅵ）锚	_____	_____
（Ⅲ）梯子	_____	_____	（Ⅶ）章鱼	_____	_____
（Ⅳ）风筝	_____	_____	（Ⅷ）钢琴	_____	_____

总分：

五、结构组织能力

1. 甄别试　视觉记忆测试（让患者观察测试用的图案板，限时10秒，然后要求患者凭记忆画出板上的图案，所画的图案必须与板上的完全相同才算合格，如患者不能画出相同的图案，测试者可要求患者依板上的图案抄画出来）

合格_____　　不合格_____

2. 等级试　组合图案（能够在0~30秒内正确地完成得2分，31~60秒内才完成得1分，超过60秒才完成或仍然不正确则得0分）

请把方块如下图所示，放于患者的面前。

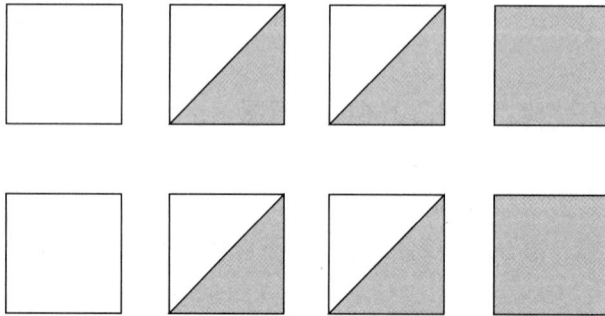

组合图案（请患者用所给的方块，组合成下面的三个图案）

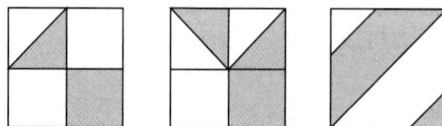

把不正确的图案记录在下面的方格中。

		时间	分数
1.图案一		_____	_____
2.图案二		_____	_____
3.图案三		_____	_____

总分：_____

六、记忆能力

（如不需要提示下记起得3分，如需要类别提示才记起得2分，从目录中选出正确答案得1分，选择错误得0分）核对是否正确。

词语	核对	类别提示	核对患者的答案
燕子	_____	雀鸟	_____
萝卜	_____	蔬菜	_____
钢琴	_____	乐器	_____
绿色	_____	颜色	_____

目录（圈出来）	分数
麻雀、燕子、白鸽	_____
萝卜、红薯、洋葱	_____
小提琴、吉他、钢琴	_____
红色、绿色、黄色	_____

总分：_____

七、计算能力

1.甄别试 5×13 （患者必须在20秒内答对）   答案：_____ 时间：_____

合格：_____ 不合格：_____

2.等级试 （20秒内答对得1分）可重复问题，但不能停止计时。

	答案	时间	分数
（1）5+3 等于多少	_____	_____	_____
（2）15+7 等于多少	_____	_____	_____
（3）31−8 等于多少	_____	_____	_____

（4）39÷3等于多少 _____ _____ _____

八、推理能力

（一）类似性（解释："帽子和外套相似的原因是它们都是衣服的种类。"假如患者不作答，必须鼓励患者作答；如果患者所答的原因与标准答案不符合，则0分）

1.甄别试　一幅画、音乐（原因必须是抽象的；答案只可以提"艺术""艺术性"或"艺术的一种"）

_____

_____

合格_____　不合格_____

2.等级试　（抽象的答案得2分；答案若是部分正确的得1分；答错则0分）

	核对	抽象概念	其他答案	分数
（Ⅰ）玫瑰、剑兰	_____	花	_____	_____
（Ⅱ）出租车、火车	_____	交通工具	_____	_____
（Ⅲ）手表、尺子	_____	量度工具	_____	_____
（Ⅳ）罐头刀、锤子	_____	工具	_____	_____

总分：_____

（二）判断能力

1.甄别试　假如你流落在广州白云机场，但是口袋里只有一元钱，你会怎样做？

_____

_____

合格_____　不合格_____

2.等级测试（答对得2分；部分答对得1分；答错0分）

（1）本来今天早上8：00你有重要的事情，约好了要到市区一个朋友家里，但你一醒来还差一分钟就到8：00了，这种情况下你会怎样做？

_____

分数_____

（2）假如你在湖边散步，看见一个2岁的小孩独自在码头的尽头玩耍，你会怎样做？

_____

_____

分数_____

（3）假如当你回家的时候，发现一条水管爆裂，厨房被水浸，你会怎样做？

_____

_____

分数_____

总分_____

九、服用药物

列举所有目前服用的药物和份量

1._____　　　2._____　　　3._____　　　4._____

5._____　　　6._____　　　7._____　　　8._____

十、概念意见

记下任何已知或观察得知的那些可以影响此项测试的缺陷，不论在肢体运动、感官或知觉各方面（例如：视觉或听觉受损、颤抖、活动组织能力失控、发音困难等）

_____

_____

记下"测试过程的特点"如分心、不耐烦、疲乏和合作程度等，同时必须记下患者对自己表现的印象

_____

_____

....

视觉记忆测试用的空位

附件2-2-5 洛文斯顿作业治疗认知评定（LOTCA）

姓名及性别：＿＿＿＿＿＿＿＿＿＿ 门诊或住院号：＿＿＿＿＿＿＿＿＿

科室及床号：＿＿＿＿＿＿＿＿＿＿ 职业：＿＿＿＿＿＿＿＿＿＿

年龄及出生日期：＿＿＿＿＿＿＿＿ 母语：＿＿＿＿＿＿ 偏手倾向：＿＿＿＿＿

教育程度：＿＿＿＿＿＿＿＿＿＿＿ 最后工作日期：＿＿＿＿＿＿＿＿

受伤日期（如果有）：＿＿＿＿＿＿＿ 检查人及时间：＿＿＿＿＿＿＿＿

临床诊断：＿＿＿＿＿＿＿＿＿＿＿＿＿＿＿＿＿＿＿＿＿＿＿＿＿＿＿＿＿＿

MRI或CT：＿＿＿＿＿＿＿＿＿＿＿＿＿＿＿＿＿＿＿＿＿＿＿＿＿＿＿＿＿＿

LOTCA记分表

亚测验		低					高			说明
定向										
1.地点定向	（OP）	1	2	3	4	5	6	7	8	
2.时间定向	（OT）	1	2	3	4	5	6	7	8	
视觉										
3.物品识别	（OI）	1		2		3		4		
4.形状辨别	（SI）	1		2		3		4		
5.重叠图像识别	（OF）	1		2		3		4		
6.物品确认	（OC）	1		2		3		4		
空间知觉										
7.本体方位	（SP1）	1		2		3		4		
8.位置关系（本体与外界）	（SP2）	1		2		3		4		
9.位置关系（图片之中）	（SP3）	1		2		3		4		
运作运用										
10.运动模仿	（P1）	1		2		3		4		
11.物品使用	（P2）	1		2		3		4		
12.象征性动作	（P3）	1		2		3		4		
视运动组织										
13.临摹几何图形	（GF）	1		2		3		4		
14.复绘二维模型	（TM）	1		2		3		4		
15.插板拼图	（PC）	1		2		3		4		
16.彩色积木设计	（CB）	1		2		3		4		
17.单色积木设计	（PB）	1		2		3		4		
18.碎图复原	（RB）	1		2		3		4		
19.绘钟图	（DC）	1		2		3		4		
思维										
20.分类	（CA）	1		2		3		4		
21.ROC（已建立）	（RU）	1		2		3		4		
22.ROC（未建立）	（RS）	1		2		3		4		
23.图片排序A	（PS1）	1		2		3		4		
24.图片排序B	（PS2）	1		2		3		4		
25.几何排序	（GS）	1		2		3		4		
26.逻辑问题	（LQ）	1		2		3		4		
注意力集中		1		2		3		4		

说明：测验完成的时间 ＿＿＿＿＿ 分钟

评测分为 1 2 更多 次完成

洛文斯顿作业治疗认知评定（LOTCA）

在使用LOTCA之前需要认真阅读测验的全面介绍和操作的正确程序。分类测验记分1~5，定向的2类测验记分1~8，其余项目的测验记分均为1（最低分）~4（最高分）。空间知觉和动作运用的测验时，检查者坐在受试者对面；其余项目的测验时，检查者坐在受试者旁边。每一个条目测试之后，检查者应该询问受试者是否已完成测试，只有得到受试者的确认后才可记分。在记分表上，每一项测试记录均留有备注空间。脑损伤受试者容易疲劳，一些受试者会在疲劳时作出表述，但也有一些受试者对自己的疲劳状态无法自我感知。因此，检查者应该注意受试者运动减慢和疲惫的出现，可以终止一段时间后再继续评定。每次评定结束后，检查者要注明检查时间，决定是否需要进一步的评定。在评定中检查者应通过观察，对受试者的注意力和专注水平有正确的认识。

A．定向

如果受试者存在理解障碍（如感觉性失语），定向测验将无法完成；如果受试者理解力尚可，只是表达困难，他可以用"是"或"否"在检查者提供的多个答案中进行选择。

1. 地点定向

（1）方法 检查者问受试者以下问题

a）"现在你在什么地方？"

b）"现在我们在什么城市？"

c）"你住在什么地方？具体地址是什么？"

d）"来这里之前你在什么地方？"

对于有记忆和语言障碍的受试者，可以采用多选题的方式，检查者就每一个问题为受试者提供3个答案，其中只有1个是正确的。

（2）评分标准 每一个问题回答正确给2分，每一个问题通过选择回答正确给1分。

最低分：1分（没有回答正确或者只答对1道选择题）。

最高分：8分（无需通过多项选择而回答出所有问题）。

2. 时间定向

（1）方法 检查者问受试者如下问题。

a）"今天是哪年、哪月？星期几？"

b）"现在是什么季节？"

c）"现在几点钟？"

d）"你住院多久了？"（如果受试者没有住院，检查者可以问受试者："你生病多久了？"或"你活动不方便有多久了？"）

对于有记忆和语言障碍的受试者，可以采用多选题的方式，检查者就每一个问题为受试者提供3个答案，其中只有1个是正确的。

（2）评分标准　每一个问题回答正确给2分，每一个问题通过选择回答正确给1分。

最低分：1分（没有回答正确或者只答对1道选择题）。

最高分：8分（无需通过多项选择而回答出所有问题）。

B. 视知觉

3. 物品识别

物品辨别测验用的卡片和图册（第1～4页）

（1）方法　检查者向受试者出示8张画有日常用品的卡片：椅子、茶壶、时钟、钥匙、鞋子、自行车、剪刀、眼镜。让受试者逐一说出它们的名称。

如果受试者存在表述困难和不能给物品命名，检查者可以给受试者看测验图册的前两页，让其指出检查者命名的物品。检查者提问："椅子在哪里""时钟在哪里"等。依此类推，对上述8个物品都要进行此类测验。

如果受试者存在感知方面的问题，检查者可以给受试者看这8张卡片，它们与测验图册前两页的图片相似，检查者一张一张地提问："这个在哪？"要求受试者在图册上指出相似的物品。

如果受试者不能辨别相似的图片，检查者可以给受试者看测验手册的第3、4页，它们分别与这8张卡片的图例相同。检查者提问："这个在哪？"。要求受试者指出匹配的图例。

（2）评分标准

1分：受试者辨别出相同匹配的物品小于4个。

2分：受试者辨别出相同匹配的物品5～8个。

3分：通过命名、理解或相似匹配辨别出4～7个物品。

4分：通过命名、理解或相似匹配辨别出所有物品。

+不要在卡片后面编号，用前述的卡片顺序进行测验（椅子、茶壶、时钟、钥匙、袜子、自行车、剪刀、眼镜）。

4. 形状辨别

形状辨别测验用的卡片、测验图册（第5～8页）

（1）方法　检查者给受试者看8张分别画有各种形状的卡片：长方形、三角形等。逐一提问受试者："这种形状叫什么名称？"

如果受试者因表述障碍而不能说出形状的名称，检查者可以让受试者指出测验图册中的相应形状，例如，检查者提问："请在画册中指出哪个是圆形？"

并依此类推。

如果受试者有感知方面的问题而不能通过理解辨别形状，检查者可以逐一指着卡片上的形状，让受试者在测验图册中指出相似的形状。

如果受试者不能辨别相似的形状，可以给受试者看这8张卡片以及具有相同形状的图册页面，并让其指出图册上相同的形状。

注：检查者出示的卡片应该与测验图册的空间方位相同。

（2）评分标准

1分：受试者辨别出相同匹配的形状小于4种。

2分：受试者辨别出相同匹配的形状5～8种。

3分：通过命名、理解或相似匹配辨别出4～7种形状。

4分：通过命名、理解或相似匹配辨别出所有形状。

+不要在卡片后面编号，按照测验图册中的形状顺序进行测验。

5. 图形重叠识别

重叠图形卡片、测验图册（第9、10页）

（1）方法　检查者给受试者逐一看有重叠图形的2张卡片。

卡片1：香蕉、梨子、苹果。

卡片2：钳子、锄头、锯子。

检查者问受试者："这张卡片上画的是什么？"

如果受试者难以辨别，检查者可给受试者看相应的有6个分开图形的图册页，并可提示受试者："指出你在这张卡片上看到的东西。"用卡片2重复上述步骤。

（2）评分标准

1分：受试者不能辨别图形或在有测验图册提示的情况下，辨别的图形少于3个。

2分：受试者在有测验图册提示的情况下，辨别的图形等于3个。

3分：受试者在有测验图册提示的情况下，辨别出所有的图形或者在没有提示的情况下辨别4个图形。

4分：受试者在没有测验图册提示的情况下，辨别出所有的图形。

6. 物品确认

测验图册（第11～19页）

（1）方法　给受试者看4张从特殊角度拍摄的照片；小汽车、锤子、电话、餐叉。针对每一个照片，问受试者："你在这张照片上看到了什么物品？"

只有当受试者有语言障碍（如失语症）的情况下，检查者才可以使用图册中的多选图片。检查者对受试者说："请在这些小照片中指出与你在大照片中见到的相同物品。"

每件物品的选择只有一个正确答案。

（2）评分标准

1分：受试者不能辨别或只辨别出1件物品。

2分：受试者辨别出2件物品。

3分：受试者辨别出3件物品。

4分：受试者辨别出4件物品。

C.空间知觉

（1）方法：检查者坐在受试者对面。

7.受试者本体的方位

（1）方法　检查者可以根据受试者的躯体疾病改变左右方位。

检查者要求受试者：

a）"请出示你的右手"

b）"请出示你的左腿"

c）"请把右手放在你的左耳朵上"

d）"请把左手放在你的右腿上"

（2）评分标准　每做对一项记1分。最低1分；最高4分。

8.　空间位置关系

受试者与附近的物品之间

（1）方法　检查者指着室内4个不同方向上（左右前后）的物品问受试者

a）你的哪一边是……（如：门）？

b）你的哪一边是……（如：窗）？

c）你的哪一边是……（如：我现在坐的地方）？

d）你的哪一边是……（如：任何附近的物品）？

（2）评分标准　每做对一项给1分。最低1分；最高4分。

9.　空间位置关系

（1）方法　检查者给受试者看一张一个人坐在桌子前的图片，问：

a）"这个人的前面是什么？"

b）"这个人的左侧是什么？"

c）"这个人的哪一侧是计算机？"

d）"这个人的后面是什么？"

（2）评分标准　每答对一项给1分。最低1分；最高4分。

D.　动作运用

运动实践有3项内容：运动模仿、物品运用、象征性动作。

10.　运动模仿

（1）方法　受试者和检查者对面而坐，检查者要求受试者："模仿我的动作，就像照镜子一样"。如果受试者听不懂，就告诉他"当我移动我的左臂，你就移动你的右臂做相同的动作。"

a）用同侧的拇指和示指抓住耳垂。

b）连续运动：手掌放在颈后，然后放在对侧的肩部。

c）手背放在对侧的脸颊，手指伸开。

d）拇指和中指对指，然后和无名指对指，重复三次。

（2）评分标准　每做对一项给1分。最低1分；最高4分。

11. 物品使用

（1）方法　检查者给受试者逐次看以下4组物品，每次一组：梳子，剪刀和纸，信封和纸，铅笔和橡皮。检查者说："请你演示一下如何使用这些东西？"对于铅笔和橡皮的使用，检查者可以对受试者说："在纸上画一条线，然后擦掉它。"

（2）评分标准　每做对一项给1分。最低1分；最高4分。

12. 象征性动作

（1）方法　检查者问受试者如下问题。

a）"请您演示一下您是如何刷牙的。"（检查者要求受试者演示整个动作过程：在牙刷上挤牙膏、把牙刷放入口中、开始刷牙。）

b）"您如何用钥匙开门？"

c）"您如何使用筷子吃面条？"

d）"您如何使用电话？"（检查者要求受试者演示整个动作过程：拿起话筒、拨号、把话筒放在耳边）。

（2）评分标准　每做对一项给1分。最低1分；最高4分。

镜映现象并不重要，因而，镜映现象和对侧模仿可以得满分（本测验检查运动实践，无左右之分）。

E. 视运动组织

要在记分表上记录对视运动组织各项测验的完成时间。

13. 临摹几何图形

几何图形卡片

（1）方法　检查者在受试者面前放上笔和纸，说："我给你看5种形状，请你把这5种形状复绘在纸上。"图形卡片按照以下的顺序排列：圆形、三角形、菱形、立方体、复杂图形。

（2）评分标准

1分：受试者复绘0~1种形状。

2分：受试者复绘2~3种形状。

3分：受试者复绘4种形状。

4分：受试者复绘5种形状。

注：在画立方体时，只有受试者按照正确的角度复绘所有的线条才算正确完成；也就是，受试者应具有三维空间的想象能力。不要在卡片后面编号，按照上文给出的卡片顺序进行测验。

14. 复绘二维图形

测验图册（第20页）。

（1）方法　检查者给受试者看图册中（第20页）包含圆形、长方形和两个三角形的图例，告诉受试者："在图例旁边画出这个图例。"如果受试者不能完成，检查者可以要求受试者："在图例上描绘这个图例。"

（2）评分标准

1分：不能复制图例。

2分：只能在图例上临摹。

3分：完成图例复绘，但在完成过程中反复尝试和存在失误。

4分：完成很好。

15. 插板拼图

测验图册（第21页）。

（1）方法　检查者为受试者提供插板、插栓和一个三角形设计的图例（图册的21页），

要求受试者："请用插板和插栓拼出这个图例。"

（2）评分标准

1分：受试者不能完成。

2分：受试者能完成水平和垂直线，不能完成斜线，或者不能闭合三角形的角。

3分：完成三角形，但是不在插板上的正确位置。

4分：完成很好。

16. 彩色积木设计

测验图册（第22页）。

（1）方法　检查者给受试者彩色立方体的图例（图册第22页）和彩色积木，对受试者说；"按照这个图例搭建模型。"

（2）评分标准

1分：不能搭建模型。

2分：搭建的模型只有单层而没有高度和前后深度，或者只有部分单层。

3分：搭建的模型仅有高度或深度。

4分：完成很好。

17. 单色积木设计

测验图册（第23页）

（1）方法　检查者给受试者10个单色积木，并展示图册上（23页）相应的图例。问受试者：

a）"搭建这个图例要多少个积木？"

b）"现在就来搭建。"

（2）评分标准

1分：受试者不能数出积木的数目且不能搭建图例。

2分：受试者只能搭建图例中可见的部分而不能搭建隐藏的部分。

3分：不能数出积木的数目，但是可以按图例搭建模型，反之亦然。

4分：很好地完成。

18. 碎图复原

测验图册（第24页）。

（1）方法　检查者给受试者看一个彩色蝴蝶的图例（图册第24页）并提供相应的9个小片，对受试者说："用9个小片拼出这幅图。"

（2）评分标准

1分：不能完成。

2分：只能完成纵轴部分3个小片的拼图。

3分：完成的较好，但在完成过程中反复尝试和存在失误。

4分：完成过程无错误。

19. 绘钟图

测验图册（第25页）

（1）方法　检查者给受试者铅笔和绘有圆圈的纸（图册第25页的复印件），并对受试者说："请标出时间刻度并让钟表的指针指向10点15分。"

（2）评分标准

1分：不能完成。

2分：大体上完成，但是不正确。

3分：受试者标出正确的时间刻度但时针指向标示错误；或者反之，时针指向正确而时间刻度数字没有标在正确的位置。

4分：完成得很好。

+测验图册的25页作为原稿，测验时使用该页的复印件。

F．思维

20. 分类

（1）方法　检查者随机在桌子上展开14张绘有下列物件的卡片：小船、直升飞机、飞机、自行车、轮船、火车、小汽车、锤子、剪刀、螺丝刀、针、独轮手推车、锄头、耙子。

检查者依次对受试者说：

a）"请对卡片进行分类。"

b）"您是按什么标准分类的？请说出您的分类标准。"

在受试者完成上述要求后，再对受试者说：

c）"是否可以按其他的方法再分类？"

d）"请说出您的分类标准。"

（2）评分标准：

1分：不能完成。

2分：部分完成分类（包括大类或者小类）。

3分：可以按上述要求去做，但是需要提示和（或）不能完成分类。

4分：受试者可以在提示或者不提示的情况下完成上述要求，但是不能说出分类标准的名称。

5分：完成得很好，既可分类又可命名类别。如果受试者有语言障碍不能说出分类标准，检查者应在记分时注明。

21．Riska无组织物品分类

（1）方法　无组织Riska物品分类运用18块小片，包含有3种颜色（深棕色，浅棕色、乳白色）和3种形状（箭头、椭圆形、1/4圆环形）。将所有小片随机地放在受试者的面前，检查者对受试者说："请把这些小片进行分类。"受试者完成后，检查者问受试者："你所分类的小片是按什么标准分类的？"受试者给出分类标准后，检查者对受试者说："现在按不同的标准对它们再次分类。"

（2）评分标准

1分：受试者有一定辨别力（也就是说，受试者同时按颜色和形状进行精确匹配、和（或）用小片摆成房子、花卉等形状）。

2分：受试者可以按照一个不完整的标准分类（一些小片未被归类或混淆2个标准）。

3分：受试者按照一个标准分类，并在空间上排列（如：将椭圆排成一排或者一列，箭头形小片放在下面。）

4分：受试者可以按照一个分类标准分类随机放置小片并能够转化另一个标准再分类（如：先按颜色后按形状）。

5分：受试者可以同时按照两个或多个标准分类（如在1个分组中形状和颜色的分类标准使用超过2次）。

22．Riska有组织物品分类

（1）方法　使用与第21项测验相同的小片，检查者预先为受试者作一个分组：一个深棕色的箭头形小片，一个乳白色的1/4圆环形小片，一个浅棕色的椭圆形小片。检查者说："我已做好了一个分组，你尽量做与我类似的分组。"如果受试者可以完成所有的分组，检查者问："你的分类标准是什么？"如果受试者回答出是按照三种不同的形状和三种不同的颜色进行分类的，则测验结束。如果不能，检查者说，"你的分组在某些方面与我相同，另一些方面不同，请试着把它做得与我的更像一些。"如果有些分组没有完成，检查者可提示受试者："要把所有的小片都用掉。"

（2）评分标准

1分：受试者有一定辨别力（如：按颜色或形状正确配对、和（或）用小片摆成房子、花卉等形状）。

2分：受试者可以按照一个不完整的标准分类（一些小片未被归类或混淆2个标准）。

3分：受试者按照一个标准分类。

4分：检查者提示后，受试者可以在再次测验中同时按照两个标准分组。

5分：在第一次测验时，受试者可以同时按照两个标准分类。

23&24. 图片排序

图片排序用的卡片A和B。

（1）方法

给受试者5张表述一个小故事的图片，排列顺序是：

5，2

4，1，3

检查者要求受试者：

a）"请按照正确的顺序排列图片。"

b）请讲述图片中故事。"

（2）评分标准

1分：不能完成。

2分：受试者只是用部分图片，与整个顺序不相关。

3分：受试者能讲述故事，但是不能正确排列图片，或者受试者能正确排列图片，但是不能讲述故事。

4分：完成很好。

对于在第23项测验中得4分的受试者，或者能排列图片但不能讲述故事的失语症受试者，检查者将给如下顺序的图片：

5，1，4

2，6，3

记分和要求与第23项测验相同。如果受试者有语言困难，检查者将在记分表中注明，如果第23项测验记分少于4分，将不进行此测验。

25. 几何图形排序

测验图册（第26，27页）。

（1）方法　检查者给受试者一支铅笔和一组几何图形（图册26页），说："在这条线上，这些形状按照特定的顺序排列的，请按照这个顺序完成下去。"在第二次测验中重复这个步骤（几何图形见图册27页）。第一题的正确结果是：圆形，正方形。第二题的正确结果是：4条水平直线，5条垂直直线。在第二题中，如果受试者不能理解这个序列，即终止测验（如：受试者以图例的起始或某局部作为参照来完成测验），此时检查者应问受试者："有没有另一种可能完成这个序列？"

（2）评分标准

1分：不能完成。

2分：只能完成第一组测验。

3分：受试者能完成2组测验；但在完成过程中有反复和错误。

4分：完成很好。

+受试者必须排列出两个以上的图形才能进行测验记分。

26.逻辑问题

（1）方法：检查者给受试者看写有提fq的纸，并逐条读给受试者听，根据受试者的具体情况，受试者可以口头回答或者写在纸上，有语言障碍的受试者在此测验上有困难。

问题：

a）"张军出生在1930年，哪一年他35岁？"

b）"李强出生在1950年，他现在多大？"

c）"小丽有5个苹果，小红比小丽少3个，她们一共有多少个？"

d）"小花出生在小娟之前而在小萍之后，她们谁最大？谁居中？谁最小？"

（2）评分标准：每一个问题一分。最低1分；最高4分。

G．注意和专注

（1）方法　通过评定过程中的观察为受试者评分。

（2）评分标准

1分：受试者注意力集中的时间很短，不超过5分钟，需要对受试者反复劝导。停止测试。

2分：受试者注意力可以集中一段之间，集中注意力超过15分钟，需要对受试者做一些重复说明。分2段完成测验。

3分：注意和专注方面有轻度困难，但是可以通过不断集中注意力来完成测验：

4分：无注意和专注方面的问题。

附件2-2-6 韦氏记忆量表测试

姓名及性别：＿＿＿＿＿＿＿＿＿＿＿＿　　　门诊或住院号：＿＿＿＿＿＿＿＿＿＿＿＿＿＿＿＿

科室及床号：＿＿＿＿＿＿＿＿＿＿＿＿　　　职业：＿＿＿＿＿＿＿＿＿＿＿＿＿＿＿＿＿＿＿＿

年龄及出生日期：＿＿＿＿＿＿＿＿＿＿　　　母语：＿＿＿＿＿＿　　偏手倾向：＿＿＿＿＿＿

教育程度：＿＿＿＿＿＿＿＿＿＿＿＿＿　　　最后工作日期：＿＿＿＿＿＿＿＿＿＿＿＿＿＿＿＿

受伤日期（如果有）：＿＿＿＿＿＿＿＿＿　　检查人及时间：＿＿＿＿＿＿＿＿＿＿＿＿＿＿＿＿

临床诊断：＿＿＿＿＿＿＿＿＿＿＿＿＿＿＿＿＿＿＿＿＿＿＿＿＿＿＿＿＿＿＿＿＿＿＿＿＿＿＿

MRI或CT：＿＿＿＿＿＿＿＿＿＿＿＿＿＿＿＿＿＿＿＿＿＿＿＿＿＿＿＿＿＿＿＿＿＿＿＿＿＿

测试项目	内容	评分方法	得分
A.经历	5个与个人经历有关的问题	每回答正确一题记1分，最高5分	
B.定向	5个有关时间和空间的问题	每回答正确一题记1分，最高5分	
C.数字顺序关系	①顺数从1到100 ②倒数从100到1 ③累加从1起每次加3，至49为止	限时记错、计漏或退数，按次数扣分 限时记错、计漏或退数，按次数扣分 分别按计分公式算出原始分	
D.再认	每套识记卡片有8项内容，呈现给受试者30秒后，让受试者再认	根据受试者再认内容与呈现内容的相关性分别记2、1、0分或–1分，最高分16分	
E.图片回忆	每套图片中有20项内容，呈现1分30秒后，要求受试者说出呈现内容	正确回忆记1分，错误扣1分，最高得分为20分	
F.视觉提取	每套图片中有3张，每张上有1~2个图形，呈现10秒后让受试者画出来	按所画图形的准确度计分，最高为14分	
G.联想学习	每套卡片上各有10对词，读给受试者听，每组呈现2秒后停5秒，再读每对词的前一词，要求说出后一词	5秒内回答正确一词记1分，联想中有困难和容易两种，3遍测试的内容联想分相加后除以2，与困难联想分之和即为测试总分，最高分为20分	
H.触觉记忆	使用一副槽板，上有9个图形，让受试者蒙眼用利手、非利手和双手分别将3个木块放入相应的槽中。再睁眼，将各木块的图形及其位置默画出来	计时并计算正确回忆和位置的数目根据公式推算出原始分	
I.逻辑记忆	3个故事包含14个、20个和30个内容。将故事讲给受试者听，同时让其看着卡片上的故事，念完后要求其复述	回忆每一内容记0.5分。最高分为25分和17分	
J.背诵数目	要求顺背3~9位数，倒背2~8位数	以能背诵的最高位数为准，最高分别为9分和11分，共计20分	
总分			

注：评分将10个分测验的粗分分别查粗分等值量表分表转换为量表分，相加即为全量表分。将全量表分按年龄组查全量表分的等值MQ表，可得到受试者的记忆商数。以上量表中，A~C测长时记忆，D~I测短时记忆，J测瞬时记忆。MQ表示记忆的总水平。

附件2-2-7 Rivermead行为记忆功能评定表

姓名及性别：＿＿＿＿＿＿＿＿＿＿＿　门诊或住院号：＿＿＿＿＿＿＿＿＿＿＿＿＿

科室及床号：＿＿＿＿＿＿＿＿＿＿　职业：＿＿＿＿＿＿＿＿＿＿＿＿＿＿＿＿＿

年龄及出生日期：＿＿＿＿＿＿＿＿　母语：＿＿＿＿＿＿＿　偏手倾向：＿＿＿＿＿

教育程度：＿＿＿＿＿＿＿＿＿＿＿　最后工作日期：＿＿＿＿＿＿＿＿＿＿＿＿＿＿

受伤日期(如果有)：＿＿＿＿＿＿＿　检查人及时间：＿＿＿＿＿＿＿＿＿＿＿＿＿＿

临床诊断：＿＿＿＿＿＿＿＿＿＿＿＿＿＿＿＿＿＿＿＿＿＿＿＿＿＿＿＿＿＿＿＿

MRI或CT：＿＿＿＿＿＿＿＿＿＿＿＿＿＿＿＿＿＿＿＿＿＿＿＿＿＿＿＿＿＿＿

检查项目	操作方法	评分标准	得分
1.记住姓和名	让患者看一张人像照片，并告知他照片上人的姓和名。延迟一段时间后让他回答照片上人的姓和名，延迟期间让他看一些其他东西	姓和名均答对，2分；仅答出姓或名1分；否则0分	
2.记住藏起的物品	向患者借一些属于他个人的梳子、铅笔、手帕、治疗时间表等不贵重的物品，当着他的面藏在抽屉或柜橱内，然后让他进行一些与此无关的活动，结束前问患者上述物品放于何处	正确指出所藏的地点，1分；否则0分	
3.记住预约的申请	告诉患者，医生将闹钟定于20分钟后闹响，让他20分钟后听到闹钟响时提出一次预约的申请，如向医生问"您能告诉我什么时候再来就诊吗？"	钟响当时能提出正确问题，1分；否则0分	
4.记住一段短的路线	让患者看着医生手拿一信封在屋内走一条分5段的路线：椅子→门→窗前→书桌，并在书桌上放下信封→椅子→从书桌上拿信封放到患者前面。让患者照样做	5段全记住，1分；否则0分	
5.延迟后记住一段短路线	方法同4，但不立刻让患者重复，而是延迟一段时间再让他重复，延迟期间和他谈一些其他事	评分：全记住，1分；否则0分	
6.记住一项任务	即观察4.中放信封的地点是否对	立即和延迟后都对，1分；否则0分	
7.学一种新技能	找一个可设定时间、月、日的计算器或大一些的电子表，让患者学习确定月、日、时和分（操作顺序可依所用工具的要求而定）。①按下设定扭（set）；②输入月份，如为3月，输入3；③输入日，如为16，输入16；④接仪器上的日期（date）扭，通知仪器这是日期⑤输入时间，如为1时54分，输入1—5—4；按下时刻（time）钮，告诉仪器这是时刻。然后按复位扭，消除一切输入，让患者尝试3次	3次内成功，1分；否则0分	
8.定向	问患者下列问题：①今年是哪一年？②本月是哪个月？③今日是星期几？④今日是本月的几号？⑤现在我们在哪里？⑥现在我们在哪个城市？⑦您多大年纪？⑧您何年出生？⑨现在总理的名字是什么？⑩谁是现届的国家主席？	①②③④⑤⑥⑦全对，1分；否则0分	
9.日期	问8.中的第④题时记下错、对	正确给1分，否则0分	

续表

检查项目	操作方法	评分标准	得分
10.辨认面孔	让患者细看一些面部照片，每张看5秒，一共看5张。然后逐张问他这是男的还是女的？是不到40岁，还是大于40岁？然后给他10张面部照片，其中有5张是刚看过的，让他挑出来	全对1分；否则0分	
11.认识图画	让患者看10张用线条图绘的物体画，每次一张，每张看5秒，让他叫出每图中的物体的名字。在延迟后让患者从20张图画中找出刚看过的10张	全对1分；否则0分	
总分			

以上11题除第一题最高2分外，余各最高为1分，故满分为12分。正常人总分9～12分，平均10.12分，标准差为1.16。脑损伤时至少3项不能完成，总分0～9分，平均3.76标准差为2.84。对脑损伤的患者最难的是①、②、③、⑩题，对第②题尤感困难。

附件2-2-8 瞬时记忆评定表

姓名：　　　性别：　　　年龄：　　　科室：　　　床号：　　　住院号：

主诉：　　　　　　受伤时间：

诊断：　　　　　　评定人员：　　　　　　检查日期：

项目		内容	得分	备注
言语记忆	数字广度测验	3-7	2	1.根据检查者的要求正向或逆向复述逐渐延长的数字串 2.标准：一次重复的数字长度在7范围内为正常；低于5则说明瞬时记忆有缺陷 3.结论： 患者是否存在数字瞬时记忆障碍
		9-6	2	
		7-4-9	3	
		5-8-2	3	
		8-5-2-7	4	
		6-1-3-2	4	
		2-9-6-8-3	5	
		1-7-4-6-2	5	
		5-7-2-9-6-4	6	
		3-5-1-7-2-8	6	
		2-4-9-5-1-6-3	7	
		3-7-1-8-6-2-9	7	
		6-5-1-3-9-4-8-2	8	
		3-9-8-2-5-1-4-7	8	
		7-2-8-5-4-6-7-3-9	9	
		3-1-6-7-8-2-4-9-5	9	
	词语复述测验	请复述以下4个不相关的语： 排球 兰花 椅子 挖掘机		1.说明：速度为1个词/秒，然后立即复述 2.标准：正常者能立即说出3~4个词，重复5遍仍未答对为异常，表明存在瞬时记忆障碍 3.结论： 患者存在词语复述瞬时记忆障碍
非语言记忆				1.说明：请仔细观察左侧4个图形，2分钟后分别将左侧4个图形默画出来 2.标准：图形不完整或各组成部分之间的位置关系错误均为异常 3.结论： 患者存在视觉图形记忆障碍

附件2-2-9　偏侧空间忽视症评定

姓名：　　　性别：　　　年龄：　　　科室：　　　床号：　　　住院号：

主诉：　　　　　　　　受伤时间：

诊断：　　　　　　　　评定人员：　　　　　　　检查日期：

	左半空间	右半空间	左右空间	左半/右半（%）
短线划销	/18	/18	/36	
字母划销	/20	/20	/40	
小五角星划销	/27	/27	/54	
双分线	左：	中：	右：	<1.5cm，3分；<2cm，2分；<2.5cm，1分
图形临摹	四角形	菱形	菊花	完整：1分 细节：1分 正确：1分
读时间	7：40	2：25	11：55	正确：1分

附件2-2-10　失用症检查

姓名：　　　性别：　　　年龄：　　　科室：　　　床号：　　　住院号：

主诉：　　　　　　　　　受伤时间：

诊断：　　　　　　　　　评定人员：　　　　　　　　检查日期：

意念运动性失用

动作	完成 3	近似或模仿2	仿似或实物1	失败 0	备注	动作	完成 3	近似或模仿2	仿似或实物1	失败 0	备注
握拳						敬礼					
挥手再见						抓头					
捻手指						伸舌					
闭眼						吹哨					
闻花						吹熄火柴					
用梳子梳头						用牙刷刷牙					
用汤匙喝汤						用锤子钉钉子					
用钥匙开锁						假装驾驶汽车					
假装敲门和开门						假装折纸					
假装点烟						假装弹钢琴					

结构性失用

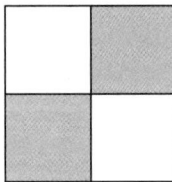

示范

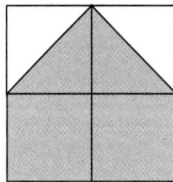

1.5分

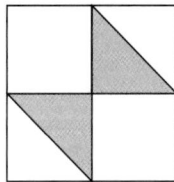

3分

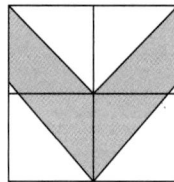

4.5分

穿衣失用

评定时让患者给玩具娃娃穿衣，如不能则为阳性。让患者给自己穿衣、系扣、系鞋带，如对衣服的正、反、左、右不分；手穿不进袖子，系扣、系带困难者为阳性，不能在合理时间内完成上述指令者亦为阳性。

口颜面失用检查

1、鼓腮

　　正常＿＿＿＿＿＿

　　摸索＿＿＿＿＿＿

2、吹气

　　正常＿＿＿＿＿＿

　　摸索＿＿＿＿＿＿

3、咂唇

　　正常＿＿＿＿＿＿

　　摸索＿＿＿＿＿＿

4、缩拢嘴唇

　　正常＿＿＿＿＿＿

　　摸索＿＿＿＿＿＿

5、摆舌

　　正常＿＿＿＿＿＿

　　摸索＿＿＿＿＿＿

6、吹口哨

　　正常＿＿＿＿＿＿

　　摸索＿＿＿＿＿＿

言语失用检查

元音顺序（1、2、3、要说五遍）

1、（a—u—i）

　　正常顺序＿＿＿＿＿＿

　　元音错误＿＿＿＿＿＿

　　摸　索＿＿＿＿＿＿

2、（i—u—a）

　　正常顺序＿＿＿＿＿＿

　　元音错误＿＿＿＿＿＿

　　摸　索＿＿＿＿＿＿

3、词序（复述爸爸、妈妈、弟弟）

　　正常顺序＿＿＿＿＿＿

　　词音错误　＿＿＿＿＿＿

　　摸　索＿＿＿＿＿＿

4、词复述（啪嗒、洗手、你们打球、不吐葡萄皮）

　　正常顺序＿＿＿＿＿＿

　　词音错误＿＿＿＿＿＿

　　摸　索＿＿＿＿＿＿

附件2-2-11 格拉斯哥结局量表

姓名: 性别: 年龄: 科室: 床号: 住院号:

主诉: 受伤时间:

诊断: 评定人员: 检查日期:

分级	简写	特征
Ⅰ.死亡（death）	D	死亡
Ⅱ.持续性植物状态（persistent vegetation state）	PVS	无意识、无言语、无反应，有心跳呼吸，在睡眠觉醒周期的觉醒阶段偶有睁眼，偶有呵欠、吸吮等无意识的动作，从行为判断大脑皮质无功能。特点是无意识，但能存活
Ⅲ.严重残疾（severe disability）	SD	有意识，但由于精神、躯体残疾或由于精神残疾而躯体尚不能自理生活。记忆、注意、思维、言语均有严重残疾，24小时均需他人照顾。特点：有意识但不能独立
Ⅳ.中度残疾（moderate disability）	MD	仍有记忆、思维、言语障碍和性格障碍，以及轻偏瘫、共济失调等，可勉强地利用交通工具，在日常生活、家庭中尚能独立，可在庇护性工厂中参加一些工作。特点：残疾，但能独立
Ⅴ.恢复良好（good recovery）	GR	能重新进入正常社交生活，并能恢复工作，但可遗留有各种轻的神经学和病理学的缺陷。特点：恢复良好，但仍有缺陷

评价结果：

附件 2-3　练习案例

案例1：患者，女性，47岁。被铁门击伤头部致不省人事3天入院。患者于3天前被台风刮倒的铁门击伤头部，即不省人事。送当地医院急诊，CT检查提示：右顶骨骨折，右顶部硬膜囊外出血，双额叶脑挫裂伤，蛛网膜下腔出血。在当地医院急诊行开颅右颞叶硬膜外血肿清除术。手术过床时曾出现心搏、呼吸骤停，即行心肺复苏，约30分钟后心肺复苏成功。因痰多，呼吸急促而转我院ICU病房治疗。予脱水、降颅压、抗感染、营养支持等治疗，病情稳定后转康复科康复治疗。专科体查：生命征平稳，神志清，对答切题，构音清。头部可见一长约8cm的手术切口，切口周围无渗液。双侧瞳孔直径约2.5mm，对光反射灵敏，鼻无畸形，鼻前庭无异常分泌物，耳郭无畸形，外耳道无分泌物。左侧轻度中枢性面舌瘫，左上肢肌力Ⅲ级，右上肢肌力Ⅳ级，双下肢肌力Ⅴ级，四肢肌张力正常。左上肢及右下肢腱反射稍活跃，左侧巴氏征（＋），ADL：60分，MMSE：23分，Schenkenberg等分线段测验（图2-2）；Albert划杠测验（图2-3）；患者画钟（图2-4）及临摹图画（图2-5），简易精神状态检测（MMSE）：23分。辅助检查：头颅CT提示右顶部硬膜外出血术后。胸部CT提示双侧大量渗出改变，双侧胸腔积液。入院诊断：①右顶部硬膜外出血术后；②心肺脑复苏术后；③肺炎。

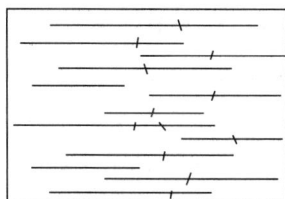

图 2-2　患者 Schenkenberg 等分线段测验

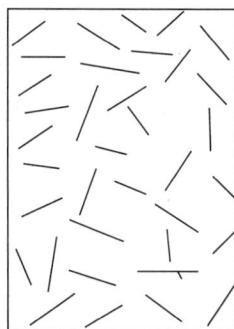

图 2-3　患者 Albert 划杠测验

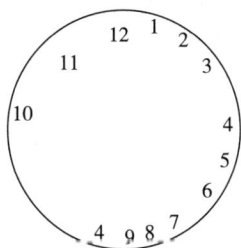

图 2-4　患者画钟

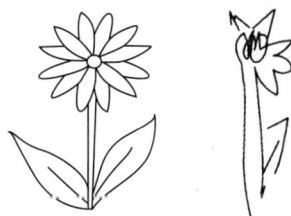

图 2-5　患者临摹图画

案例2：患者，女性，51岁，因外伤后昏迷2小时于2014年3月18日入院。患者缘于2小时前因车祸致伤，伤后患者出现昏迷，于我院行头颅CT示：右侧额、颞叶脑挫裂伤，急诊以"头部外伤"收入神经外科。入院时查体：患者呈中度昏迷，GCS评分：10分，能自行睁眼，可发出声音，右侧肢体刺激能回缩，左侧肢体刺激无反应。右侧瞳孔4.0mm，左侧瞳孔3.0mm，右侧直接及间接对光反射迟钝，左侧直接及间接对光反射灵敏，左侧肢体肌张力增高，右侧肢体肌张力正常，项强三横指，左侧巴氏征阳性。辅助检查：头颅CT示：右侧额、颞叶脑混杂密度影，硬膜下高密度影，小脑幕及大脑镰密度增高，左侧枕部颅骨骨折。明确临床诊断为重度颅脑损伤（右侧额、颞叶脑挫裂伤，外伤性蛛网膜下腔出血，左侧枕部颅骨骨折）、糖尿病。予以全麻下行颅内血肿清除，去骨瓣减压术、钻孔引流术。术后予以高压氧、营养神经、改善循环、综合康复、理疗、对症治疗。2014年5月19日患者恢复意识，为继续康复治疗转入康复科。

案例3：患者，男性，17岁，2015年12月5日放学途中横穿马路，被疾驰的汽车从侧面撞飞倒地，当即昏迷不醒，呼之不应，急送至医院行颅脑CT检查提示原发性脑干损伤、右侧额颞顶脑挫裂伤、硬膜下血肿、蛛网膜下腔出血、脑肿胀，立即行开颅血肿清除、大骨瓣减压术，术后患者病情危重，送至监护室进行对症支持治疗，术后2天开始进行床旁康复治疗。术后20天，患者病情平稳后转入康复科。入科时情况：卧床，意识清醒，听理解正常，有自发言语，说话费力，找词困难，不能完成复述、阅读及书写，对话时注意力不集中，不能准确地说出目前的时间与地点，对受伤经过不能回忆。右侧肢体主动活动无明显异常。左上肢无随意运动，当右上肢进行屈肘活动时，左上肢亦出现类似动作。左下肢有最小限度的屈膝屈髋运动。给予肢体被动屈伸活动时，右侧所有关节均能达到全范围活动，无明显阻力；左肩关节及左肘关节在关节活动范围末端出现较小阻力，左腕关节、左髋关节及左膝关节在关节活动范围后50%范围内出现突然卡住，并在关节活动范围的后50%均呈现最小阻力，左踝关节下垂内翻，被动活动困难。日常活动中进食、洗澡、修饰、穿衣均在他人帮助下完成，大小便偶尔失禁，不能自行上厕所、床椅转移及平地行走。查体：右侧颞顶部骨窗塌陷，双眼睑无下垂，左侧瞳孔约2.5mm，右侧瞳孔约3.0mm，直、间接对光反射均灵敏，口角无歪斜，鼻唇沟无变浅，颈软无抵抗，左足呈下垂内翻畸形。左侧肢体腱反射+++，右侧肢体腱反射++，双侧巴宾斯基征（+），双侧霍夫曼症（−），双侧踝阵挛（+），双侧髌阵挛（−），脑膜刺激征（−）。

附件 2-4：参考资料

中国重型颅脑创伤早期康复管理专家共识

项目三　脊髓损伤患者康复综合实训

【实训目的与要求】

1.理解脊髓损伤康复基本知识。

2.熟练掌握脊髓损伤患者的面谈技巧。

3.熟练运用恰当的康复评定方法对脊髓损伤患者进行功能评估。

4.能为脊髓损伤患者制订适合的康复治疗方案。

5.熟练运用恰当的康复治疗方法为脊髓损伤患者进行康复治疗。

【实训学时】8学时。

【实训准备】

1.知识准备

（1）脊髓损伤后常见的临床表现及功能障碍

（2）脊髓损伤后功能障碍常用的评定方法

（3）脊髓损伤后康复治疗原则

（4）脊髓损伤后康复治疗方案的制订

（5）脊髓损伤后各期的功能障碍特点及康复治疗措施

（6）脊髓损伤患者功能预后的预测

2.用物准备　治疗床、治疗凳、站立床、巴氏球、平衡杠、训练用楼梯、OT桌、腋拐、手杖、助行器、轮椅等评估训练用设备

3.资料准备　病历、评估量表、纸、笔等

4.病例准备　标准化患者

【实训任务】

任务一　脊髓损伤患者面谈

任务二　脊髓损伤患者康复评估

任务三　脊髓损伤患者康复治疗/干预

【附件材料】

附件3-1：脊髓损伤患者康复实训案例

附件3-2：脊髓损伤患者康复评定常用量表

附件3-3：脊髓损伤患者康复练习案例

附件3-4：脊髓损伤康复参考资料

任务一　患者面谈

一、面谈要点

1.受伤原因及经过。

2.受伤后主要临床表现。

3.诊疗经过。

4.有无合并症和并发症。

5.早期康复介入情况和恢复情况：包括开始康复时间、主要康复方法和效果，运动、感觉、大小便等功能的恢复情况，日常生活自理能力和社会参与能力、社会工作能力的恢复情况。

6.了解患者目前功能情况。

7.了解患者的既往疾病情况。

8.了解患者个人婚姻、家庭、职业、性格、兴趣爱好等情况，另外还需关注陪护人员、经济来源、保险、康复期望和态度等相关情况。

二、面谈步骤

1.自我介绍　是沟通的开始。介绍自己的身份和说明面谈主要目的。

［例］治疗师：***你好，我是你的康复治疗师，刚才我已经看过你的病历了，对你的病情有了大致的了解，但还有几个问题想再跟你确认一下，可以吗？

2.信息核对　核对患者基本信息，包括姓名、年龄、职业、入院时间、医疗费用类别、就（转）诊来源以及原因等。

［例］治疗师：你是叫***，对吗？34岁，建筑工人，对吗？

3.现病史　包括受伤原因及经过、诊疗经过、有无合并症和并发症、康复介入情况和恢复情况等。

［例］治疗师：***，你是怎么受伤的？

治疗师：受伤时的情况怎么样？

治疗师：有哪些表现？

治疗师：还有其他地方受伤吗？

治疗师：到医院做了什么检查和治疗呢？

治疗师：做了什么手术呢？

治疗师：做完手术感觉怎么样？

治疗师：做完手术之后有做过其他的治疗吗？

治疗师：住院期间做过康复吗？什么时候开始接受康复治疗的？效果怎么样？

4.既往史 患者既往健康状态和在此之前是否患有重大疾病。

［例］治疗师：以前有得过其他疾病吗？发生这个事之前有受过伤吗？

5.社会/健康习惯 包括患者是否喝酒、吸烟和运动习惯。

［例］治疗师：平时喝酒、吸烟习惯吗？有什么爱好吗？爱好运动吗？喜欢什么运动？

6.功能障碍 目前功能状态/活动水平，包括患者目前状态下床上移动、转移、步行、自我照顾、家庭管理、社区和工作活动的水平。

［例］治疗师：现在功能情况怎么样？哪些事情可以自己做？

7.功能影响 患病对患者的主要影响。

［例］治疗师：你觉得这次受伤对你的生活主要有哪些影响？

8.支持和限制因素 包括社会史即可能影响治疗的文化或宗教信仰、入院前、当前的和出院后的照顾者、当前和出院后患者的社会经济支持等。职业史包括患者是全职工作还是兼职工作，工作地点在家庭内还是家庭外，是否退休，是否学生等。生活环境包括患者使用的装置和环境、患者的住宅类型等相关的信息。如患者住处的楼梯、斜坡、社区服务、家政服务、医疗救济、康复治疗服务等情况。脊髓损伤原因多为交通事故或其他意外伤害，故还需了解有无涉及法律纠纷、有无保险赔付等情况，是否由家庭承担全部费用。

［例］治疗师：家住的是楼房还是平房？（如住楼房，问住几楼？有没有电梯？）

治疗师：家里有人照顾你吗？

治疗师：你的父母身体怎么样？

治疗师：家里人支持你来接受康复治疗吗？

9.康复期望和目标 了解患者（包括患者家属）的康复期望，通过康复治疗期望达到的康复目标。

［例］治疗师：通过治疗你希望恢复到什么程度？或者达到什么样的康复目标？

患者：希望能正常走路，生活自理，继续工作。

10.结束面谈 总结患者的主要康复问题、康复期望等，与患者再次核实，并对患者的配合表示感谢，鼓励患者积极配合治疗，并说明下一步的评估安排。

三、任务考核

考核要求和评分标准——附录2：A）患者面谈

任务二　脊髓损伤患者康复评估

一、康复评估内容

依据ICF理论框架，围绕身体功能、活动能力和社会参与三个障碍层面进行评定。

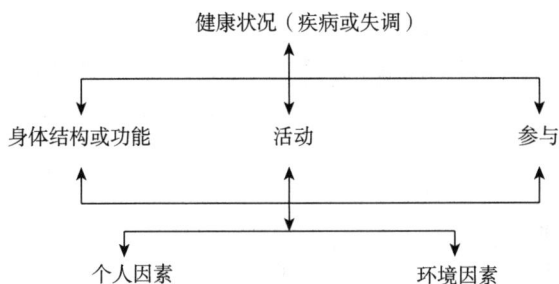

健康状况（疾病或失调）

身体结构或功能　　　　活动　　　　　　参与

个人因素　　　　　　　　　　　环境因素

ICF 理论模式图（WHO，2001）

（一）身体结构与功能方面的评定

1.脊髓损伤程度评定（附件3-2-1）　脊髓损伤神经学分类国际标准（ISNCSCI）是脊髓损伤国际通用评估方法，该标准描述了脊髓损伤的查体方法（即国际标准查体方法）及美国脊髓损伤协会（ASIA）残损分级，用以确定患者神经损伤平面、感觉损伤平面、运动损伤平面、部分保留带和损伤程度分级（AIS），为下一步康复提供依据。脊髓损伤分类步骤如下。

（1）左右两侧分别检查触觉和刺痛觉，确定双侧感觉平面。

（2）根据ASIA关键肌和手法肌力评定方法，评定各肌群肌力，确定双侧运动平面（在无肌节可供检查的区域，若平面以上可以检查的运动功能是正常的，则该运动平面与感觉平面相同）。

（3）确定单个神经平面　身体两侧感觉和运动功能的最低正常平面，也是前两步骤确定的感觉和运动平面中的最高者。

（4）确定损伤完全性与否、鞍区感觉是否存在。如肛门自主收缩为否，且S_{4-5}感觉评分为0，且肛门深部压觉为否，则损伤为完全性。反之，则损伤为不完全性。

（5）确定ASIA残损分级（AIS），若患者处于脊髓休克期，完全损伤和损伤程度的判定需要根据脊髓休克期结束后情况进行修正。

2.痉挛评定　改良Ashworth量表。（附件1-2-4）

3.膀胱功能评定　膀胱压力容积测定、排尿后残余尿测定、尿动力学检查等。

4.心肺功能评定　肺活量测试等。

5.心理障碍评定 艾森克人格测验（EPQ）（附件3-2-2）；自评抑郁量表（SDS）（附件3-2-3）；自评焦虑量表（SAS）（附件3-2-4）等。

（二）个体活动方面的评定

主要进行日常生活活动能力（ADL）评定。对截瘫患者采用改良的Barthel评定量表（MBI）进行评定（附件1-2-20）；对四肢瘫患者采用四肢瘫功能指数法（QIF）（附件3-2-5）进行评定。国外常用功能独立性评测（FIM）评定患者的日常生活能力和伤残程度。

（三）社会参与方面的评定

主要包括居住环境、社区环境、社会人文环境、生活质量的评定。常用量表为：世界卫生组织生存质量评定量表（WHOQOL-100）或其简表（QOL-BREF）、健康状况SF-36。

二、康复评估步骤

1.确定评估内容 根据问诊结果和患者的病历资料，分析患者可能存在的功能障碍，如运动功能、感觉功能、心理以及并发症等方面的功能问题，确定重点评估的内容。

2.选择评估方法 根据患者的病情、需进行的评估内容及现实条件，选择合适的评估方法。

［例］根据问诊结果得知，该患者存在神经功能、膀胱功能、直肠功能、心理以及并发症等方面的问题。针对这些问题对患者进行以下评定。

（1）针对神经功能，通过双侧感觉平面、运动平面、骶部保留检查评定脊髓损伤程度；用改良Ashworth量表评定肌张力。

（2）针对膀胱功能，进行残余尿、尿动力学检查进行评定。

（3）针对心理方面的问题，可用汉密尔顿抑郁量表、汉密尔顿焦虑量表进行评估。

（4）针对ADL方面，用改良Barthel指数、功能独立性评定量表（FIM）评定。

3.实施功能评估 进行评估操作时，需注意按照评估项目的操作规范和要求熟练进行评估，患者和治疗师均应采取合适的体位，并保持良好的沟通。注意操作时间不宜过长。

［例］具体评定操作步骤如下。

1.与患者交流：您好，我是您的评估治疗师，现在我要对您进行**评估，如果评定过程中有任何不适请立即告诉我。

2.开始评定操作。

3.结束评定：您好，您的评估结束了，谢谢您的配合。后面会根据您的情况给您安排康复治疗。

4.评估结果记录与分析

5.评定结果解释，形成障碍学诊断

［例］该患者的康复诊断：

      1.脊髓损伤

         截瘫

         尿潴留（神经源性膀胱功能障碍）

         大便失禁（神经源性直肠功能障碍）

         日常生活活动能力障碍

         社会参与能力减退

      2.L_1椎体骨折

      3.L_2横突骨折

      4.右侧多发肋骨骨折

      5.左肺挫伤

6.设定康复目标，制订康复治疗计划

［例］根据评估结果，制订患者的康复目标。

（1）近期康复目标：在进一步稳定病情的基础上，佩戴胸部支具实现床上活动、床椅转移活动、轮椅操作几部分ADL自理，实行清洁自主间歇导尿，大便实行自行管理。

（2）远期康复目标：利用前臂拐杖、佩戴长腿支具（KAFO）进行室内步行，并尝试室外步行，ADL（梳洗、进食、穿衣、洗澡）完全自理，回归社会。

三、任务考核

考核要求和评分标准——附录2：B）康复评估

任务三　脊髓损伤患者康复治疗/干预

一、脊髓损伤患者各阶段康复方案

（一）早期康复

1.急性不稳定期（卧床期）　急性脊髓损伤后2～4周内，进行床边的康复训练。具体训练内容：床上关节活动度训练；床上肌力增强训练；床上体位变换训练；呼吸功能训练；膀胱功能训练。

2.急性稳定期（轮椅活动期）　脊髓损伤后第4～8周。患者可逐步离床乘轮椅进入PT室或OT室进行系统的康复训练。具体训练内容：关节活动度训练和肌力增强训练；膀胱功能训练；坐位平衡训练；起立床站立训练；轮椅使用训练；初步转移训练；初步ADL训练。

（二）中后期康复

伤后2～3个月以后，具体训练内容：肌力和耐力增强训练；轮椅操纵训练；上肢支具、辅助具应用训练（T_1以上损伤患者）；下肢支具应用训练（T_2以下损伤患者）；治疗性站立、步行训练（$T_2 \sim T_{12}$损伤患者）；功能性步行训练（$L_1 \sim L_5$损伤患者）。

（三）运动治疗

1. 早期康复治疗（从受伤开始至4～8周内）

（1）保持床上正确体位

（2）呼吸及排痰训练

1）呼吸训练　如上肢上举呼吸训练、吹蜡烛、吹气球等。

2）辅助咳嗽训练　①单人辅助法；②两人辅助法。

3）体位排痰训练　取痰液潴留部位的支气管末梢在上的体位，辅以叩击排痰法和振动法。

（3）关节被动活动　对丧失功能的肢体进行被动活动。注意事项如下。

1）髋关节屈曲时要同时外展，外展不得超过45°，以免损伤内收肌群；髋关节内外旋要在屈髋屈膝90°状态下进行；下段胸椎或腰椎骨折时，屈髋屈膝要在无痛范围内进行，勿使腰椎活动。

2）患者仰卧位时被动屈曲膝关节，需同时外旋髋关节；膝关节伸展要缓慢，不得出现过伸展。

3）颈髓损伤的患者被动活动腕关节和手指时，在腕关节背伸时应保持手指屈曲，在手指伸直时必须同时屈腕，即禁止同时屈曲腕关节和手指，以免造成伸肌肌腱的损伤。通过保持屈肌腱的紧张度达到背伸腕的抓握功能，并可防止手内在肌的过度牵张。

4）腰椎平面以上损伤的患者髋关节屈曲及腘绳肌牵伸运动特别重要，只有当直腿屈髋达到或超过90°时（即长腿坐位）才有可能独立坐位，这是各种转移运动和床上活动的基础。

（4）早期坐起及起立床站立训练

1）早期坐起训练　将患者床头抬高，从30°开始，观察患者有无不良反应（头晕、眼花、心慌、无力、恶心等），如无不良反应，则可将床头升高15°维持继续训练，直到90°；如有不良反应，则将床头调低，恢复原体位，以后减少升高的角度及速度，使患者逐渐适应后再抬高床头，完成训练。

2）起立床站立训练　将患者置于起立床上，最初可先从20°开始，每日2次，每次15分钟，每日逐渐增加倾斜的角度，以不出现头晕等低血压不适症状为度。起立床站立训练适于$C_5 \sim T_{12}$损伤的患者。不能训练步行的患者应坚持每日站立2次，每次1~2小时。可同时设计患者感兴趣的作业活动，以进一步改善和增强患者的平衡能力、协调能力和上肢肌力。

（5）肌力训练　保持脊柱稳定前提下，所有能主动运动的肌肉运动，训练时以不引起疼痛为准。避免诱发骨折部位的不稳定，可做等长运动及左右对称运动。

2. 恢复期康复治疗

（1）肌力增强训练　提高和改善损伤平面以下瘫痪肌肉的功能，增强残存的肌力，力争达到3级肌力，恢复实用肌肉功能。强化肩带力量和上肢肌肉力量。

肌力训练的方法：①颈髓损伤选用徒手抗阻运动、悬吊和弹簧、重物滑轮系统等简单器械进行训练；②胸腰髓损伤患者用哑铃逐渐强化肌力；③利用各种日常生活动作训练强化该动作所需的肌力。

（2）肌肉牵张训练　手法被动牵拉、利用姿势和体位牵张、利用器械牵张和自我牵张训练。

（3）翻身训练

1）颈脊髓损伤患者的翻身训练　C_6损伤（向左侧翻身为例），训练时，先将头肩向右前屈，双上肢伸展向右侧摆动，双下肢交叉，左下肢置于右下肢下方→头肩向前屈，双上肢迅速从右侧摆动到左侧，呈左侧卧位。C_7损伤可利用腕关节残存肌力进行翻身。

2）胸腰脊髓损伤患者的翻身训练　直接利用肘部和手的支撑向一侧翻身。

（4）坐起、坐位及坐位平衡训练

1）坐起动作的训练

①C_6以下完全损伤患者的坐起训练

方法1：先向左侧翻身，利用左肘支撑→变成双肘支撑→再将身体转向左肘支撑，顺势右肘伸展为手支撑→重心移向右手，左肘伸展为手支撑，完成坐起动作。

方法2：利用上肢的屈肘功能钩住系于床尾的绳梯或头上方的并排绳索坐起。

②T_{10}以下损伤患者的坐起训练：利用向两侧翻身，完成双肘支撑→将身体重心左右交替变换，双肘伸展为双手支撑，完成坐起动作。

2）坐位训练　包括：①坐位平衡训练；②坐位支撑训练；③坐位移动训练。

（5）转移动作的训练

1）床－轮椅间的转移：①两人转移四肢瘫的患者；②一人转移四肢瘫的患者；③利用滑板转移；④利用头上方吊环转移；⑤侧方转移；⑥垂直转移；⑦平行转移。

2）轮椅－坐便器间的转移：①坐便器的侧方转移；②座便器的前方转移。

3）轮椅－地面间的转移：①前方转移；②后方转移；③侧方转移。

（6）轮椅应用训练

1）肌力训练：应用哑铃、沙袋、渐进抗阻训练等方法。

2）轮椅上的减压训练

3）平地轮椅驱动训练：①向前驱动轮椅训练；②方向转换和旋转训练。

4）抬前轮，用后轮保持平衡训练：①治疗师的辅助下练习；②利用安全装置独自练习；③独自抬前轮训练。

5）上下台阶/马路沿的训练：①上台阶或马路沿；②下台阶或马路沿。

6）坐轮椅上下楼梯的训练：①臀部移动法上楼梯；②坐在轮椅里上楼梯；③坐在轮椅里抓住扶手下楼梯；④利用后轮维持平衡下楼梯。

7）安全跌倒和重新坐直的训练

（7）站立训练

1）平行杠内站起训练　①四肢瘫患者的站起训练；②截瘫患者的站起训练。

2）平行杠内站立训练　①站立平衡训练；②骨盆控制训练；③躯干抗阻训练

（8）行走训练　①平行杠内的步行训练；②持助行器步行训练；③持腋杖步行训练，即训练前先进行腋杖的平衡训练，然后进行各种步法的练习（a.平行杠外立位平衡训练；b.步法训练：摆至步、摆过步、四点步、两点步）；④上下楼梯训练；⑤安全跌倒和重新站立的训练；⑥悬挂减重训练。

（四）作业治疗

1. 日常生活动作的训练

（1）进食动作训练

①C_8水平不用自助具，可用匙或叉子进食。

②C_7水平使用装在支具上的匙、叉子或粗把的勺进食。

③C_6水平在勺柄上装上硬铝的握把，勾在手部，亦可将匙插入力能持物器上进食。

④C_5水平在腕关节背伸支具上安匙，此时在支具手掌部安上插袋，叉子和匙可

替换使用。

⑤C_4水平使用前臂平衡支具及可动性臂托支具进食。

（2）患者独立如厕训练

（3）更衣动作训练

（4）入浴动作　截瘫患者仅用前方转移及侧方转移，入浴用椅的高度与浴池高度相同，浴池侧壁安装扶手即可达到自理。

2. 辅助具和手部支具的制作和配备

二、康复治疗／干预步骤及流程

1.明确康复问题

2.确定康复治疗方案

3.制订康复治疗计划

4.实施康复治疗

5.评估康复治疗效果

6.康复宣教

康复治疗/干预示范举例：

针对该患者截瘫、大小便功能障碍、ADL自理等问题，采用运动疗法、作业疗法、矫形器、传统康复疗法、物理因子治疗和康复护理等措施。

患者伤后1个月处在脊髓损伤急性期，脊柱手术后时间尚短，同时合并有胸腹部脏器损伤，康复训练时应注意保护脊柱稳定性，控制肢体训练的范围和强度，循序渐进。

1.运动治疗　①下肢良肢位摆放和体位变换，预防压疮和肢体挛缩；②床上关节活动训练；③肌力训练（主要针对上肢、躯干残存肌力进行主动训练）；④在胸腰部支具保护下进行坐起和斜板床站立训练，逐渐增加脊柱负重；⑤呼吸训练。

2.作业治疗　以预防关节挛缩、肿胀等继发问题为主，为提高日常生活自理能力做准备。

3.传统康复治疗　对症大小便功能障碍、疼痛、肿胀、肌无力等问题，主要采用针灸和按摩。

4.物理因子治疗　针对四肢肌力低下采用低频脉冲电刺激；肺部超短波对症肺部感染，促进炎症吸收；膀胱直流电刺激、盆底肌肉电刺激，改善膀胱功能。

5.康复护理方面　指导教育患者及家属进行皮肤护理、体位训练、大便管理、小便实行间歇性导尿、执行饮水计划等。

患者进入恢复早期后，康复治疗除继续进行急性期的某些训练（肌力训练、患肢被动活动等）外，强调垫上运动、坐位平衡训练、轮椅训练、生活自理训练、转移训练等，离床训练需在佩戴腰围下进行。

　　进入恢复中后期，在膝踝足矫形器（KAFOs）辅助下进行站立训练、站立平衡训练、减重步行训练和步行训练，并最终实现利用前臂拐杖、佩戴长腿支具（KAFO）室内步行功能和ADL（梳洗、进食、穿衣、洗澡）完全自理。

三、任务考核

考核要求和评分标准——附录2：C）治疗/干预

附件材料

视频

附件 3-1：脊髓损伤患者康复实训案例

患者，男性，34岁，建筑工人。双下肢活动不能伴大小便异常1个月，有腰部外伤及手术史。

专科查体：双上肢感觉运动功能正常；双下肢肌力0级，肌张力低下，双下肢髋、膝、踝关节被动活动范围正常，大腿腘绳肌略紧张，双侧膝、踝反射未引出，髌阵挛、踝阵挛阴性，病理征阴性，触、痛觉右侧 T_{11} 开始减退，L_1 以下消失，左侧 T_{11} 水平开始减退，T_{12} 以下消失。肛周皮肤无感觉，肛门指诊：肛门内无深压觉，球海绵体反射阴性，无主动肛门收缩。床上平卧，腰部活动受限，尚不能主动翻身、坐起。

辅助检查结果：受伤当天检查结果如下。

1.腰椎CT示 L_1 椎体粉碎性骨折，双侧横突、双侧椎板、双侧椎弓根、双侧关节突多发性骨折；L_1 及以下椎体向后 II 度移位；局部椎管内骨碎片，椎管狭窄；L_2 左侧横突骨折。

2.胸腹CT示 L_1 椎体及 L_2 横突骨折；右下肺感染伴膨胀不全，可能有少量胸腔积液。

3.胸片示 右侧多发肋骨骨折并左肺挫伤。

4.腰椎MRI示 L_1 椎体及附件骨骨折，腰椎序列失稳；T_{12} 椎体挫伤水肿；T_{12}/L_1 节段局部椎管狭窄，脊髓圆锥信号异常，考虑可能受压缺血。

5.手术后复查腰椎三维CT示：L_1 椎体内固定植入术后改变，腰椎序列稳定。

附件 3-2　脊髓损伤患者康复评定常用量表

附件3-2-1　脊髓损伤神经学分类国际标准（ISNCSCI）

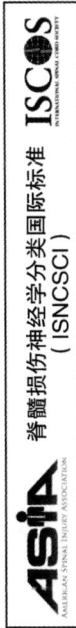

附件3-2-2　艾森克人格测验（EPQ）

EPQ指导语：请回答下列问题。回答"是"；回答"否"。每个答案无所谓正确与错误。这里没有对你不利的题目。请尽快回答，不要在每道题目上太多思索。回答时不要考虑应该怎样，只回答你平时是怎样的。每题都要回答。

1.你是否有广泛的爱好？

2.在做任何事情之前，你是否都要考虑一番？

3.你的情绪时常波动吗？

4.当别人做了好事，而周围的人却认为是你做的时候，你是否感到洋洋得意？

5.你是一个健谈的人吗？

6.你曾经无缘无故觉得自己"可怜"吗？

7.你曾经有过贪心使自己多得分外物质利益吗？

8.晚上你是否小心地把门锁好？

9.你认为自己活泼吗？

10.当看到小孩（或动物）受折磨时你是否难受？

11.你是否时常担心你会说出（或做出）不应该说（或做）的事情？

12.若你说过要做某件事，是否不管遇到什么困难都要把它做成？

13.在愉快的聚会中，你通常是否尽情享受？

14.你是一位易激怒的人吗？

15.你是否有过自己做错了事反而责备别人的时候？

16.你喜欢会见陌生人吗？

17.你是否相信储蓄是一种好办法？

18.你的感情是否容易受到伤害？

19.你想服用有奇特效果或有危险性的药物吗？

20.你是否时常感到"极其厌烦"？

21.你曾多占多得别人东西（甚至一针一线）吗？

22.如果条件允许，你喜欢经常外出（旅行）吗？

23.对你所喜欢的人，你是否为取乐开过过头玩笑？

24.你是否常因"自罪感"而烦恼？

25.你是否有时候谈论一些你毫无所知的事情？

26.你是否宁愿看些书，而不想去会见别人？

27.有坏人想要害你吗？

28.你认为自己"神经过敏"吗？

29.你的朋友多吗？

30.你是个忧虑重重的人吗？

31.你在儿童时代是否立即听从大人的吩咐而毫无怨言?

32.你是一个无忧无虑、逍遥自在的人吗?

33.有礼貌、爱整洁对你很重要吗?

34.你是否担心将会发生可怕的事情?

35.在结识新朋友时,你通常是主动的吗?

36.你觉得自己是个非常敏感的人吗?

37.和别人在一起的时候,你是否不常说话?

38.你是否认为结婚是个框框,应该废除?

39.你有时有点自吹自擂吗?

40.在一个沉闷的场合,你能给大家添点生气吗?

41.慢腾腾开车的司机是否使你讨厌?

42.你担心自己的健康吗?

43.你是否喜欢说笑话和谈论有趣的事?

44.你是否觉得大多数事情对你都是无所谓的?

45.你小时候曾经有过对父母鲁莽无礼的行为吗?

46.你喜欢和别人打成一片、整天相处在一起吗?

47.你失眠吗?

48.你饭前必定洗手吗?

49.当别人问你话时,你是否对答如流?

50.你是否宁愿有富裕时间喜欢早点动身去赴约会?

51.你经常无缘无故感到疲倦和无精打采吗?

52.在游戏或打牌时你曾经作弊吗?

53.你喜欢紧张的工作吗?

54.你时常觉得自己的生活很单调吗?

55.你曾经为了自己而利用过别人吗?

56.你是否参加的活动太多,已超过自己可能分配的时间?

57.是否有那么几个人时常躲着你?

58.你是否认为人们为保障自己的将来而精打细算勤俭节约所费的时间太多了?

59.你是否曾经想过去死?

60.若你确知不会被发现,你会少付人家钱吗?

61.你能使一个联欢会开得成功吗?

62.你是否尽力使自己不粗鲁?

63.一件使你为难的事情过去之后,是否使你烦恼好久?

64.你曾否坚持要照你的想法办事?

65.当你去乘火车时,你是否最后一分钟到达?

66.你是否"神经质"?

67.你常感到寂寞吗？

68.你的言行总是一致的吗？

69.你有时喜欢玩弄动物吗？

70.有人对你或你的工作吹毛求疵时，是否容易伤害你的积极性？

71.你去赴约会或上班时，曾否迟到？

72.你是否喜欢周围有许多热闹和高兴的事？

73.你愿意让别人怕你吗？

74.你是否有时兴致勃勃，有时却很懒散不想动？

75.你有时会把今天应做的事拖到明天吗？

76.别人是否认为你是生机勃勃的？

77.别人是否对你说过许多谎话？

78.你是否对有些事情易性急生气？

79.若你犯有错误，是否都愿意承认？

80.你是一个整洁严谨、有条不紊的人吗？

81.在公园里或马路上，你是否总是把果皮或废纸扔到垃圾箱里？

82.遇到为难的事情，你是否拿不定主意？

83.你是否有过随口骂人的时候？

84.若你乘车或坐飞机外出时，你是否担心会碰撞或出意外？

85.你是一个爱交往的人吗？

记分方法：

E量表：外向—内向。第1、5、9、13、16、22、29、32、35、40、43、46、49、53、56、61、72、76、85题答"是"和第26、37题答"否"的每题各得1分。

N量表：神经质（又称情绪性）。第3、6、11、14、18、20、24、28、30、34、36、42、47、51、54、59、63、66、67、70、74、78、82、84题答"是"每题各得1分。

P量表：精神质（又称倔强）。第19、23、27、38、41、44、57、58、65、69、73、77题答"是"和第2、8、10、17、33、50、62、80题答"否"的每题各得1分。

L量表：测定被试的掩饰、假托或自身隐蔽，或者测定其朴实、幼稚水平。第12、31、48、68、79、81题答"是"和第4、7、15、21、25、39、45、52、55、60、64、71、75、83题答"否"的每题各得1分。

大致结果解释：（实际上应按标准差计算再确定）

E量表分：分数高于15，表示人格外向，可能是爱好交际、渴望刺激和冒险，情感易于冲动。分数低于8，表示人格内向，如好静，富于内省，不喜欢刺激，喜欢有秩序的生活方式，情绪比较稳定。

N量表分：分数高于14表示焦虑、忧心忡忡、常郁郁不乐，有强烈情绪反应，甚至出现不够理智的行为。低于9表示情绪稳定。

　　P量表分：分数高于8表示可能是孤独、不关心他人，难以适应外部环境，不近人情，与别人不友好，喜欢寻衅搅扰，喜欢干奇特的事情，并且不顾危险。

　　L量表分：L量表分如高于18，显示被试有掩饰倾向，测验结果可能失真。

附件3-2-3　自评抑郁量表（SDS）

指导语：下面有二十条文字，请仔细阅读每一条，把意思弄明白，然后根据您最近一星期的实际感受在4种感受程度中选择一种。其中：A，偶尔或从无；B，有时；C，经常；D，持续。

1.我觉得闷闷不乐，情绪低沉。

2.我觉得一天当中就早晨的心情好。

3.我要哭或想哭。

4.我晚上睡眠不好。

5.我吃饭和平常一样多。

6.我与异性亲密接触时和以往一样感到愉快。

7.我感到体重减轻。

8.我为便秘烦恼。

9.我的心跳比平时快。

10.我无缘无故地感到疲乏。

11.我的头脑跟平常一样清楚。

12.我做事情像平时一样不感到困难。

13.我坐卧不安，难以保持平静。

14.我对未来抱有希望。

15.我比平常更容易生气激动。

16.我觉得做出决定是容易的。

17.我觉得自己是个有用的人，有人需要我。

18.我的生活过得很有意思。

19.假如我死了，别人会生活得更好。

20.平常感兴趣的事，我仍然照样感兴趣。

附件3-2-4　自评焦虑量表SAS

指导语：下面有二十条文字，请仔细阅读每一条，把意思弄明白，然后根据您最近一星期的实际感受在4种感受程度中选择一种。其中：A，偶尔或从无；B，有时；C，经常；D，持续。

1.我觉得比平常容易紧张和着急。

2.我无缘无故地感到害怕。

3.我容易心里烦乱或觉得惊恐。

4.我觉得我可能将要发疯。

5.我觉得一切都很好，也不会发生什么不幸的事情。

6.我手脚发抖打颤（手足颤抖）。

7.我因为头痛，颈痛和背痛而苦恼。

8.我感觉容易衰弱和疲乏。

9.我觉得心平气和，并且容易安静地坐着。

10.我觉得心跳很快。

11.我因为一阵阵头晕而苦恼。

12.我有晕倒发作或觉得要晕倒似的。

13.我呼气吸气都感到很容易。

14.我手脚麻木和刺痛（手足刺痛）。

15.我因为胃痛和消化不良而苦恼。

16.我常常要小便。

17.我的手常常是干燥温暖的。

18.我脸红发热。

19.我容易入睡并且一夜睡得很好。

20.我做恶梦。

附件3-2-5 四肢瘫功能指数（QIF）评定

姓名： 性别： 年龄： 科室： 床号： 住院号：

主诉： 受伤时间：

诊断： 评定人员： 检查日期：

Ⅰ. 转移16分（各单项之和除以2）	Ⅳ. 进食24分（各单项之和乘以0.75）	Ⅵ. 轮椅活动28分（各单项之和）	Ⅸ. 直肠功能24分（得分最高乘以6）
床—轮椅	用杯子/玻璃杯喝水	转弯（直角）	完全控制：
轮椅—床	使用勺子	后退	A：厕所
轮椅—马桶/坐便器	使用叉子	刹闸	B：便盆
马桶/坐便器—轮椅	倒出饮料/水	粗糙地面上驱动轮椅	使用栓剂：
轮椅—汽车	打开瓶盖/罐头	驱动轮椅上斜坡	A：厕所
汽车—轮椅	涂抹面包	保持坐位平衡	B：便盆/床/垫上
轮椅—淋浴/浴盆	准备简单食物		用手指抠：
淋浴/浴盆—轮椅	使用适宜的设备	Ⅶ. 床上活动20分（各单项之和）	A：厕所
			B：便盆
Ⅱ. 梳洗12分（各单项之和）	Ⅴ. 穿脱衣服20分（各单项之和除以2）	仰卧—俯卧	用手指或机械刺激：
刷牙/处理义牙	穿室内上衣	卧位—长坐位	A：厕所
洗/梳头发	脱室内上衣	仰卧—侧卧位	B：便盆/床上
剃须/处理月经带	穿室内裤子	侧卧—侧卧	
	脱室内裤子	长坐位保持平衡	Ⅹ. 护理知识20分
Ⅲ. 洗澡8分（各单项之和除以2）	穿室外上衣×1.5		皮肤护理
洗/擦干上半身	脱室外上衣×1.5	Ⅷ. 膀胱功能28分（得分最高乘以7）	饮食与营养
洗/擦干下半身	穿脱袜子	自主排空：	药物
洗/擦干脚	穿脱鞋	A：厕所	矫形器或其他器械
洗/擦干头发	扣纽扣	B：便盆	关节活动
（如果患者在		间歇导尿（ICP）	自主神经反射过度控制
床上洗澡，必须		反射性膀胱	上呼吸道感染
获得所有需要		留置导尿	泌尿道感染
的东西）		回肠替代膀胱术后	深静脉血栓
		挤压排尿	获得别人的帮助
			QIF分数=总分/200×100

QIF 由10大类内容组成，每类内容均再细分为数项，采用5级计分制，每项最高4分，最低0分。每类得分为其中各项得分之和，并依据在日常生活中的重要性赋予不同的权重系数，按权重校正后的得分之和即为患者的 QIF 总分（总分100分）。

评价结果：

QIF： 分

附件 3-3：脊髓损伤患者康复练习案例

案例 1：患者，男性，17岁，因"外伤致四肢及二便障碍2月余"就诊，患者于2个月前在学校操场上不慎被同学推倒，后颈部撞到篮球杆，当即出现颈部疼痛，四肢不能活动，无恶心呕吐，无意识丧失，二便失禁等，送至当地医院，颈部CT示"颈椎骨折，压迫脊髓"，后行颈椎体前路减压植骨内固定术，术后双上肢感觉运动有所恢复，目前患者四肢感觉麻木，伸肘无力，不能独立翻身、坐起、转移等日常生活依赖。为求进一步康复，拟"脊髓损伤"收住院。

查体：颈部前后分别见一长为4cm、6cm手术疤痕，愈合尚可，球-肛门反射存在，肛门黏膜深浅感觉消失，肛门括约肌无主动收缩，病理反射（－）。MMT：双上肢关键肌肌力减退，双下肢关键肌肌力0级。感觉：双侧C_{1-4}平面轻触觉，针刺觉正常，双侧C_5平面轻触觉、针刺觉消失，双侧C_6平面轻触觉、针刺觉减退，以下平面轻触、针刺觉消失。双侧跟腱挛缩。双足下垂。坐位、立位平衡0级，ADL依赖。

案例 2：患者，赵先生，男性，33岁，已婚，工人，车祸致四肢运动、感觉障碍伴二便失禁2周。2周前车祸致四肢运动、感觉障碍伴二便失禁，在颈部保护下送至当地医院，行颈椎X线检查示"颈5、6骨折脱位"，当日行内固定手术，术后患者自觉双上肢力量有恢复，小便留置导尿管至今，大便无感觉，需借助开塞露。近期饮食尚可，24小时尿量在4500ml以上。既往体健，无药物过敏史。查体：体温38.5℃，脉搏80次/分，血压115/80mmHg，双上肢最低感觉平面位于$C_{4,5}$~T_3减弱，T_1以下消失。肌力检查：肱二头肌5级，伸腕肌4级，肱三头肌1级，余肌力0级，双下肢肌张力2级。巴氏征（＋），骶尾部2cm×3cm皮肤水泡，鞍区感觉消失，肛门外括约肌无自主收缩。辅助检查：血常规示白细胞$7.2×10^9$/L，中性粒细胞百分比62%，血电解质Na^+120mmol/L，Cl^-105mmol/L，Ca^{2+}2.28mmol/L，PO_4^{3-}1.39mmol/L，Mg^{2+}0.81mmol/L。X线示颈5、6骨折内固定术后，脊柱系列及内固定位置尚可。

附件 3-4　脊髓损伤康复参考资料

1.国际脊髓损伤神经学分类标准

2.创伤性脊柱脊髓损伤康复治疗专家共识

项目四　帕金森病患者康复综合实训

【实训目的与要求】

1.理解帕金森病康复基本知识。

2.熟练掌握帕金森病患者的面谈要点。

3.熟练运用恰当的康复评定方法对帕金森病患者进行功能评估。

4.能为帕金森病患者制定适合的康复治疗方案。

5.熟练运用恰当的康复治疗方法为帕金森病患者进行康复治疗。

【实训学时】4学时

【实训准备】

1.知识准备

（1）帕金森病常见的临床表现及功能障碍

（2）帕金森病患者常用的评定方法

（3）帕金森病患者康复治疗原则

（4）帕金森病患者康复治疗方案的制订

（5）帕金森病患者功能障碍特点及康复治疗措施

2.用物准备　治疗床、体操棒、治疗凳、平行杠、训练用楼梯、OT桌、手杖等评估训练用设备

3.资料准备　病历、评估量表、纸、笔等

4.病例准备　标准化患者

【实训任务】

任务一　帕金森病患者面谈

任务二　帕金森病患者康复评估

任务三　帕金森病患者康复治疗/干预

【附件材料】

附件4-1：帕金森病患者实训案例

附件4-2：帕金森病康复流程

附件4-3：帕金森病患者康复评定常用量表

附件4-4：帕金森病患者康复练习案例

附件4-5：帕金森病康复参考资料

任务一　帕金森病患者面谈

一、面谈要点

1.首先明确发病有无诱因、疾病发展速度及症状变化。

2.明确症状分布部位及对称性，症状出现的次序，症状类型。

3.了解曾进行的检查及结果，曾接受过哪些治疗、效果如何等具体诊疗经过。

4.症状对患者生活、工作、社会参与的影响。

5.康复介入情况和康复效果，包括开始康复时间、主要康复方法和效果，功能改善情况，日常生活自理能力和社会参与能力、社会工作能力的改善情况。

6.既往史和家族史，了解患者的既往疾病和家族疾病情况。

7.个人史，了解患者的婚姻、家庭、职业、性格等情况，陪护人员、经济来源、保险、康复期望和态度等相关情况。

二、面谈步骤

1.**自我介绍**　是沟通的开始。介绍自己的身份和说明面谈主要目的。

［例］治疗师：叔叔您好，我是您的首诊治疗师，您的病历我已经看了，您的病情我已大致了解，下面想跟你再核实一下可以吗？

2.**信息核对**　核对患者基本信息，包括姓名、年龄、职业、入院时间、民族、受教育程度、医疗费用类别、就（转）诊来源以及原因等。

［例］治疗师：叔叔，您叫xxx？今年65岁？已经退休了，对吗？

3.**现病史**　包括发病时间、病因或诱因、疾病发展速度、症状变化（包括症状分布部位及对称性、症状出现的次序、症状类型等）、患者的诊疗过程、患者的治疗目标和其他治疗者的意见等。

［例］治疗师：您好，您是什么时候开始出现症状的？有没有什么原因？从开始到现在有什么变化？

治疗师：做过哪些检查？结果怎么样？

治疗师：接受过哪些治疗呢？有没有好转？

治疗师：期间做过康复吗？什么时候开始接受康复治疗的？效果怎么样？

4.**既往史和家族史**　了解患者的既往疾病和家族疾病情况，尤其是目前仍需治疗的疾病以及与帕金森病症状相关的疾病。

［例］治疗师：您之前有过其他病或者外伤吗，例如高血压、中风、脑外伤等？

治疗师：家族中还有其他人患过帕金森病吗？

5.社会/健康习惯　了解患者是否喝酒、吸烟和运动习惯。

［例］治疗师：您平时有喝酒、吸烟的习惯么？有没有运动习惯？

6.功能障碍及影响　目前功能状态/活动水平，包括患者目前移动、转移、步行、自我照顾、家庭管理、社区和工作活动的水平。对患者的日常生活有哪些影响？

［例］治疗师：您现在的具体情况怎么样？主要是哪些方面有困难？

治疗师：日常生活需要家人帮忙吗？

7.功能影响　患病对患者的主要影响。

［例］治疗师：这次生病对您的生活主要有哪些影响呢？

8.支持和限制因素　包括社会史，即可能影响治疗的文化或宗教信仰、入院前、当前的和出院后的照顾者、当前和出院后患者的社会经济支持等。职业史包括患者是全职工作还是兼职工作、工作地点在家庭内还是家庭外、是否退休等。生活环境包括患者使用的装置和环境、患者的住宅类型等相关的信息，如患者住处的楼梯、斜坡、社区服务、家政服务、医疗救济、康复治疗服务等情况。

9.康复期望和目标　了解患者的康复期望，通过康复治疗期望达到的康复目标。

［例］治疗师：您这次大约住院多长时间，希望通过这段时间的康复治疗达到什么样的目标？

10.结束面谈　总结患者的主要康复问题、康复期望等，与患者再次核实，并对患者的配合表示感谢，鼓励患者积极配合治疗，并说明下一步的评估安排。

三、任务考核

考核要求和评分标准——附录2：A）患者面谈。

任务二　帕金森病患者康复评估

一、康复评估内容

依据ICF理论框架，围绕身体功能、活动能力和社会参与三个障碍层面进行评定。

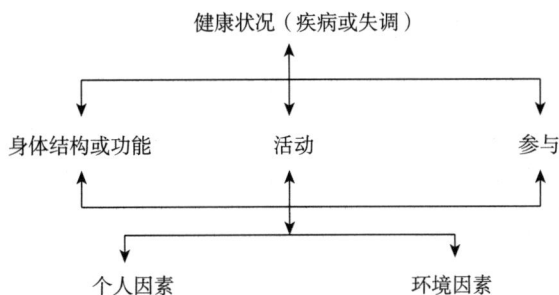

健康状况（疾病或失调）

身体结构或功能　　　活动　　　参与

个人因素　　　环境因素

ICF 理论模式图（WHO，2001）

（一）身体结构与功能方面的评定

1.运动功能评定　包括肌力、关节活动范围、肌张力、协调性、上肢和手指功能、平衡能力、步行能力等。

（1）肌力评定　徒手肌力检查法（MMT）评定。

（2）关节活动范围（ROM）评定　关节量角器测量各关节活动度。

（3）肌张力评定　改良Ashworth痉挛量表（附件1-2-4）。

（4）平衡功能评定　①Berg量表评定（附件1-2-8）；②平衡试验，不扶持下，单足站立；双足站立；双足站立，且重心转移；双膝跪立；手足支撑。上述姿势保持3秒为正常；否则就为异常。

（5）协调试验

1）上肢　①30秒内能按动计数器的次数；②1分钟内能从盆中取出的玻璃球数；③1分钟内能插入穿孔板内的小棒数；④1分钟内在两线间隔1mm的同心圆的空隙内能画出圆圈的个数和画出线外的次数；⑤1分钟内在两线间隔1mm的直线图空间能画出直线的条数和画出线外的次数。

2）下肢　①闭眼状态下双足跟与足尖拼拢能站立的时间；②睁眼状态下单足能站立的时间；③睁眼状态下前进、后退、横行分别行走10m距离所需的时间；④闭眼状态下，前进、后退、横行分别行走10m距离所需的时间；⑤睁眼状态下，在20cm宽的两直线内行走，计算10秒内的步行距离和足出线的次数。

（6）步行能力　主要进行步态观察和分析。

2.呼吸功能测定 进行肺功能评定。

3.构音功能评定 可用Frenchay量表（附件1-2-15），进行与发音有关的唇、舌、颜面、咽喉的运动评定。

4.吞咽评定 进行唾液吞咽测试（附件1-2-16）、洼田饮水试验（附件1-2-17）等或吞咽造影录像检查。

5.认知功能评定 可进行简易精神状态检查量表（MMSE）（附件1-2-12）检查，以及记忆力、注意力的评定。

6.心理评定 用汉密尔顿焦虑或抑郁量表进行评定（附件1-2-18、1-2-19）。

（二）个体活动方面的评定

个体活动方面的评定主要进行日常生活活动能力（ADL）评定，包括移乘（使用轮椅、行走）、生活自理（进食、更衣、洗澡等）交流及家务劳动（做家务、购物等方面），常用Barthel指数或改良Barthel指数评定（附件1-2-20）。

（三）社会参与方面的评定

社会参与方面的评定主要包括居住环境、社区环境、社会人文环境、生活质量的评定，在出院前或随访中进行。常用量表为：世界卫生组织生存质量评定量表（WHOQOL-100）或其简表（QOL-BREF）、健康状况SF-36。

（四）综合评定

1.帕金森病综合评分量表（UPDRS）（附件4-3-1）

2.韦氏帕金森病评定法 常用帕金森病Webster评分量表（附件4-3-2）。

3.帕金森病病情程度分期评定法 用Hoehn和Yahr分期评定法（附件4-3-3），是对功能障碍水平和能力障碍水平的综合评定。

二、康复评估步骤

1.确定评估内容 根据问诊结果和患者的病历资料，分析患者可能存在的功能障碍，如运动功能、吞咽、构音、认知、心理以及并发症等方面的功能问题，确定重点评估的内容。

2.选择评估方法 根据患者的病情、需进行的评估内容及现实条件，选择合适的评估方法。

［例］根据问诊结果得知，该患者可能存在运动功能、构音日常生活活动能力等方面的问题。针对这些问题对患者进行以下评定。

针对运动功能方面评定用改良Ashworth量表评定肌张力；用Berg量表评估平衡功能。

针对构音障碍选用Frenchay量表进行评定。

针对ADL方面，用改良Barthel指数/Barthel指数评定。

用Hoehn和Yahr分期评定从日常生活活动能力的角度对该患者进行障碍分期评定。

3.实施功能评估　进行评估操作时，需注意按照评估项目的操作规范和要求熟练进行评估，患者和治疗师均应采取合适的体位，并保持良好的沟通。注意操作时间不宜过长。

［例］具体评定操作步骤如下。

1.与患者交流：您好，我是您的评估治疗师，现在我要对您进行**评估，如果评定过程中有任何不适请立即告诉我。

2.开始评定操作。

3.结束评定：您好，您的评估结束了，谢谢您的配合。后面会根据您的情况给您安排康复治疗。

4.评估结果记录与分析

5.评定结果解释，形成障碍学诊断

［例］该患者的康复诊断如下。

　　　　帕金森病

　　　　运动障碍

　　　　构音障碍

　　　　日常生活活动能力障碍

　　　　社会参与能力减退

6.设定康复目标，制订康复治疗计划

［例］根据评估结果，制订患者的康复目标。

近期康复目标：本患者无认知功能障碍及抑郁等神经精神异常，康复意愿强烈，治疗顺应性好，经康复治疗团队讨论后拟定近期康复目标为：①改善患者在日常生活活动中的安全性和自理能力，争取Berg评分总分提高4分；②维持或提高体能；③防止摔倒；④改善构音障碍，争取Frenchay评分提高4分。

远期康复目标：实现BADL大部分自理，Hoehn和Yahr分期评定提高至2期。

三、任务考核

考核要求和评分标准——附录2：B）康复评估。

任务三　帕金森病患者康复治疗 / 干预

一、帕金森病患者康复治疗方案

1．松弛训练

松弛训练具体方法如下。

（1）振动或转动法　患者坐在振动或转动的椅子上，或在垫子上支持位置完成缓慢节奏的转动，降低肌张力。

（2）本体感觉神经-肌肉促进法（PNF法）　①仰卧位，双上肢交叉抱在胸前或伸直，双髋、膝关节屈曲位，头、肩部缓慢转向左侧，屈曲的双下肢转向右侧，然后再做相反动作，松弛肩、躯干、下肢的肌肉；②仰卧位，双侧肩外展约45°，屈肘90°，一侧肩外旋，头转向该侧，对侧肩内旋，然后再做相反动作，如此反复数次，松弛颈、肩、上肢的肌肉；③俯卧位，伸髋下被动练习反复屈伸膝关节，松弛下肢的肌肉。

（3）深呼吸法　腹式呼吸，细呼深吸，配合呼吸动作默念"吸""呼"。

（4）意念放松法　安静的环境中，反复默念"静""松"，放松身体。

2．姿势矫正训练

（1）矫正颈部姿势　最大幅度地仰头、低头、左右转头、摆头训练。

（2）矫正脊柱后凸　利用PNF技术双侧对称对角屈曲模式，进行双肩屈曲上举、外展、外旋训练；利用体操棒进行肩后伸时夹脊、挺胸训练。

（3）矫正下肢屈曲、内收挛缩　利用PNF技术双下肢对角伸展模式，进行髋外展、内旋以及膝伸展训练。

3．关节活动度（ROM）训练　具体方法如下。

（1）肘膝位支撑下，重心向前、向后、向左、向右移动训练。

（2）三点支撑，各方向抓取物品训练。

（3）坐位下外展双肩、屈肘左右交替触摸训练。

（4）坐位下巴氏球训练。

（5）坐位下推磨砂板、拔插木钉、擦玻璃、擦拭家具表面等活动训练。

（6）立位下双上肢推墙、摸高训练。

（7）直立位下扩胸、挺胸、肩外展、伸肘训练。

（8）棍棒体操、投掷、骑自行车、上下楼梯等活动训练。

4．平衡训练

（1）跪位重心转移训练　跪位下重心前后、左右移动。

（2）坐位重心转移训练　①在垫上用臀向前、向后"行走"；②坐在巴氏球上晃动躯干；③坐位下双侧交叉伸腿、击掌；④坐位下上下肢反向运动。

（3）直立位重心转移训练　①立位下双足分开与肩同宽站立，重心缓慢向左右、前后移动，配合躯干和骨盆的旋转，双上肢大幅度地摆动；②立位下沿直线行走、交叉侧步移动。

5. 语言训练

（1）唇舌、软腭的训练　交替下颌张闭嘴，噘唇及后缩唇，舌前伸、后缩、上抬、下压、环绕等，尽快重复动作，随后练习发音；可用细毛刷等物直接刺激软腭，或用冰块、冰棒快速擦软腭，数秒后休息，刺激后发"a"元音，或发"pa、da""si、shu""ma、ni"，每次发声后休息3～5秒钟。

（2）发音启动训练　先在颏舌骨肌、下颌舌骨肌处进行按摩，或打哈欠放松喉部声带，然后在呼气时嘴张圆发"h"音的口形，然后发"a"，或做发摩擦音口形，最后把元音、辅音连起来发"h–a""s–u"，帮助发声。

（3）持续发声训练　一口气尽可能长时间地发元音，持续15秒以上，并由发单元音逐渐增加到发两个或三个元音。

（4）音量、音韵控制训练　①持续发"m"或"n"音，随后"m"音与元音"a、i"等一起发，逐渐缩短辅音，延长元音；②朗诵诗词、顺口溜等，或配合唱歌进行训练。

6. 面部动作训练

（1）颜面部表情动作训练

（2）面部肌肉按摩、牵拉训练

（3）吞咽训练

7. 头颈、躯干、上肢及下肢活动训练

（1）头颈训练　按节拍，头向左右转动、侧斜，头、下颌、颈部先同时后缩再前伸。

（2）躯干训练　①背部伸展训练；②背部旋转训练；③腰椎屈曲训练；④腰椎旋转训练；⑤躯干侧屈运动。

（3）上肢训练　①上肢上举、外展训练；②两上肢左右交替屈伸、拍打对侧肩部训练；③前臂旋前、旋后训练。

（4）手的训练　①双手交叉握拳、对指、抓放训练；②精细动作训练。

（5）下肢训练　①伸髋运动；②下蹲运动。

8. 步态训练

（1）异常步行姿势矫正训练　①跨步行走训练；②"仿鹅步"行走训练；③一侧上肢挎包行走。

（2）改善上、下肢协调性训练　①体操棒或手杖按节拍引导协调动作训练；②直立位，上肢交替摆动训练。

（3）步行训练　①背靠墙站立，左、右侧向行走或交叉侧步行走训练；②面墙直立，双手平伸支撑墙面，前后方迈步训练；③无支撑下原地踏步步行训练；④采

用PNF中的节律性发动技术进行发起迈步运动训练；⑤跨障碍行走练习。

（4）应对"僵冻现象"　①全身直立站好，获得平衡后再开始步行，行走时先足跟着地、足趾背屈，后足尖离地；②行走时配合节拍或节奏感明显的音乐。

9. 呼吸训练

（1）深呼吸训练（以腹式呼吸为主）。

（2）吹蜡烛、吹气球等提高呼吸功能训练。

10. 日常生活活动训练　以作业疗法训练为主。

（1）手功能和增加关节活动范围训练　捏橡胶泥、拉锯、拧螺丝、写毛笔字、编织等作业。

（2）日常生活技能的训练　穿衣裤、穿鞋袜、系鞋带、洗脸、梳头、进食等训练。

（3）使用辅助具训练。

（4）能量保存技术。

二、康复治疗／干预步骤及流程

1.明确康复目标和康复问题

2.确定康复治疗方案

3.制订康复治疗计划

4.实施康复治疗

5.评估康复治疗效果

6.康复宣教

康复治疗/干预示范举例如下。

［例］针对该患者存在的主要问题和近期康复目标，制订如下康复方案。

运动功能康复：重点进行转移、身体姿势、持物与操作、平衡及步态训练。

作业治疗：建议患者购置辅助器具、改造家庭环境，使患者更容易进行日常生活活动。

物理因子治疗：重复经颅磁刺激、经颅直流电刺激改善运动障碍；神经-肌肉电刺激松弛痉挛肌，促进肌力和功能恢复；水疗、热疗、肌电生物反馈降低肌张力，缓解肌强直。

构音障碍训练：进行口面部及舌的ROM训练，配合音乐进行发声、气息训练，进行呼吸功能训练，提高肺活量，改善构音障碍。

三、任务考核

考核要求和评分标准——附录2：C）治疗/干预。

附件材料

附件 4-1：帕金森病患者实训案例

患者，男性，65岁，因"左侧肢体抖动、活动不灵4年，累及右侧3年"，于医院康复科就诊。患者4年前无明显诱因出现左上肢远端不自主抖动，伴左上肢活动不灵、僵硬；后症状逐渐加重，累及左下肢。入医院神经内科门诊就诊，诊断为"帕金森病"，给予口服多巴丝肼治疗，初期可减轻上述症状，后药效逐渐减退，药量逐渐增加。3年前患者右侧肢体亦出现上述症状，伴行走缓慢，小碎步，转身易摔倒。两侧症状不对称，进行性加重。无头痛头晕、吞咽困难、饮水呛咳等现象。口服多巴丝肼250mg，每日3次，药物峰期可出现肢体不自主扭动表现。发病以来睡眠差，饮食可，大便干结明显，小便频数。既往无CO中毒史、脑炎病史、重金属中毒史、农药中毒史、脑卒中病史，无家族遗传病史，无长期大量应用D_2受体阻断药、多巴胺耗竭剂病史，否认药物、食物过敏史。

查体：体温36℃；呼吸18次/分；脉搏62次/分；血压120/80mmHg（卧位）。神志清，认知功能粗测正常，音量低，语速慢，面具脸，流涎较多，颜面、躯干皮脂分泌增多。双眼球各方向活动自如，无眼震；双侧鼻唇沟对称，伸舌居中。腭垂居中，咽反射存在。颈软，甲状腺无肿大。心率62次/分，律齐，各心脏瓣膜听诊区未闻及病理性杂音。双肺呼吸音粗，未闻及干湿啰音。腹软，肝脾肋下未及。脊柱无畸形，无压痛及叩击痛，四肢肌张力高，呈齿轮样强直，左侧重于右侧；肌力5级。双手呈"搓丸样"震颤；感觉查体未见异常。双侧肱二头肌、膝腱反射（++），双侧Hoffmann征、Babinski征阴性。四肢屈曲体态，慌张步态，"小写征"明显。

视频1
（问诊）

视频2
（上肢协调评定及训练）

视频3
（下肢协调训练）

视频4
（步行训练）

附件 4-2

帕金森病康复流程

1.康复医师及治疗师接诊患者,详细询问患者病史及诊疗经过。

2.全面查体,详细评定,包括评定徒手肌力(MMT)、肌张力、关节活动度、平衡功能(Berg量表)、吞咽功能(洼田饮水试验等)、言语功能(Frenchay量表等)、认知功能(简易精神状态检查量表,MMSE)、Hoehn和Yahr分期评定法、日常生活活动能力(改良Barthel指数)等内容。

3.查阅相关辅助检查结果。

4.明确临床诊断及功能障碍,完善初次康复评定内容,制订近期(2周内)康复治疗方案。告知患者家属近期康复目标及注意事项。

5.开出康复治疗处方,由相关康复治疗师安排治疗时间。

6.执行初期康复治疗方案,康复医师与分管治疗师随时沟通患者病情变化。

7.第2周末进行中期评定,根据评定结果调整康复治疗方案,明确中期康复目标。

8.第4周末进行末期评定,根据评定结果调整康复治疗方案,若患者达到出院标准,可给予门诊或社区、家庭康复指导,交代注意事项,安排复诊时间;若患者未达到出院标准,则继续进行康复治疗,本次评定为中期评定,仍2周评定1次,直至达到出院标准。

附件 4-3　帕金森病患者康复评定常用量表

附件4-3-1　帕金森氏病综合评分量表（UPDRS）

姓名：　　　　性别：　　　　年龄：　　　　科室：　　　　床号：　　　　住院号：

主诉：

诊断：　　　　　　　　评定人员：　　　　　　　　检查日期：

项目	评分
I.精神、行为和情绪	
1.智能损害	
0=正常	
1=轻度记忆力下降，无其他智能障碍	
2=中度记忆力下降，伴有定向障碍。中等程度的处理复杂问题的能力下降。轻度自理能力下降，有时需别人提示	
3=严重记忆力下降，伴时间和地点定向障碍，处理问题的能力严重受损	
4=严重记忆力损害，仅保留对自身的判断能力。不能自行判断和处理问题。个人生活需他人照料，不能单独生活	
2.思维障碍（痴呆和药物中毒）	
0=无思维障碍	
1=有生动的梦境	
2=有不严重的幻觉，但洞察力保留	
3=幻觉或妄想，缺乏洞察力，可能影响日常生活	
4=持续性的幻觉、妄想或明显精神障碍，不能自理	
3.抑郁	
0=无抑郁	
1=经常悲伤或内疚，但持续时间短	
2=持续性抑郁，可持续一周或更长时间	
3=持续性的抑郁和自主神经症状（失眠、厌食、体重下降、缺乏兴趣）	
4=持续性的抑郁和自主神经症状，有自杀意图或倾向	
4.主动性	
0=正常	
1=与正常比缺乏主见，显得被动	
2=缺乏主动性，对某些活动缺乏兴趣	
3=缺乏主动性，对日常活动缺乏兴趣	
4=完全没有兴趣，退缩	

项目	评分
II. 日常生活能力（"关"和"开"期）	
5.语言	
0=正常	
1=轻度受影响，但理解无困难	
2=中度受影响，有时需要重复表达	
3=严重受影响，经常需要重复表达	
4=大多数时候听不懂	
6.流涎	
0=正常	
1=轻度，口水多，可能有夜间流涎	
2=中度，口水多，少量流涎	
3=明显，口水很多，中量流涎	
4=严重流涎，需不断用纸或手帕揩拭	
7.吞咽	
0=正常	
1=很少呛咳	
2=有时呛咳	
3=需要进软食	
4=需留置胃管或胃造瘘喂食	
8.书写和笔迹	
0=正常	
1=轻度缓慢或字迹变小	
2=中度缓慢或字迹变小，但各字均可辨认	
3=严重影响，字迹中并非所有字都可辨认	
4=大多数字不能辨认	
9.刀切食物和使用餐具	
0=正常	
1=有点缓慢和笨拙，但不需帮助	
2=虽然缓慢而笨拙，但能切大多数食物，需一些帮助	
3=需别人切食物、挟菜，但能缓慢进食	
4=需要喂食	
10.穿衣	
0=正常	
1=有些缓慢，但不需要帮助	
2=偶尔需要帮助其系钮扣或将手臂放入衣袖	
3=需要相当多的帮助，仅能单独完成少数动作	
4=完全需要帮助	
11.卫生	
0=正常	
1=有些慢，但不需帮助	
2=淋浴或坐浴需人帮助，或在帮助下缓慢完成	

项目	评分
3=洗面、刷牙、梳头或去洗手间均需人帮助	
4=需用导尿管及其他便器	
12.床上翻身和盖被褥	
0=正常	
1=有些缓慢和笨拙，但不需要帮助	
2=能独自翻身或盖好被褥，但有很大困难	
3=有翻身和盖被褥的动作，但不能独立完成	
4=完全不能	
13.跌倒（与僵住无关）	
0=无	
1=偶尔跌倒	
2=有时跌倒，少于1次/天	
3=平均每天跌倒1次	
4=平均每天跌倒1次以上	
14.行走时被僵住	
0=无	
1=偶尔出现步行中僵住，仅在起步时呈犹豫状态（起步难或十分缓慢）	
2=偶尔行走中出现僵住，每天少于1次	
3=常有僵住，偶尔因僵住而跌倒	
4=经常因僵住而跌倒	
15.步行	
0=正常	
1=轻度困难，无手臂摆动或拖步	
2=中度困难，很少需要帮助或不需要支撑物	
3=严重行走困难，需支撑物	
4=即使有支撑物也不能步行	
16.震颤（身体任何部位的震颤）	
0=无	
1=轻度，不经常出现	
2=中度，给患者造成麻烦	
3=重度，干扰很多活动	
4=极显著，大多数活动受干扰	
17.与帕金森综合征有关的感觉主诉	
0=无	
1=偶尔有麻、刺或轻度疼痛	
2=常有麻、刺或痛，患者不觉痛苦	
3=频繁疼痛	
4=剧烈疼痛	

项目	评分
III.运动检查	
18.言语	
0=正常	
1=轻度的语言表达障碍，发音或声调异常	
2=中度障碍，语音单调，含糊不清，能被理解	
3=重度障碍，难于听懂	
4=根本不能理解	
19.面部表情	
0=正常	
1=极轻微的表情异常	
2=轻度而肯定的表情呆板	
3=中度的面部表情损害，仍能张口	
4=呈面具脸，面部表情严重或完全消失，张口时双唇仅分开0.5cm左右	
20.静止性震颤（头、上肢、下肢）	
0=无	
1=偶尔有轻度震颤	
2=持久存在较小振幅的震颤或间断出现中等振幅的震颤	
3=经常出现中等振幅的震颤	
4=持续的大幅度震颤	
21.双手动作性或位置性震颤	
0=无	
1=轻度动作性震颤	
2=中等幅度的动作性震颤	
3=中等幅度的震颤，做某个动作和特定姿势时均出现	
4=重度震颤，影响进食	
22.僵硬（坐位放松状态下检查肢体大关节的被动动作，不注重齿轮样感觉）	
0=无	
1=轻微僵硬	
2=轻到中度增高	
3=明显增高，但最大关节活动可以容易地完成	
4=严重增高，最大关节活动完成很困难	
23.手指捏合（拇指和食指最大幅度、最快频率地捏合）	
0=正常（≥15次／5秒）	
1=11~14次／5秒；速度轻度减慢，幅度轻度变小	
2=7~10次／5秒，中度损害，幅度越来越小，偶尔可有停顿	
3=3~6次／5秒，严重损害，运动开始时犹豫或动作进行中有暂停现象	
4=0~2次／5秒，几乎不能完成上述动作	
24.手部运动（单手最大幅度快速握拳、张开交替运动）	
0=正常	
1=动作轻度减慢，幅度轻度减小	
2=中度损害，幅度越来越小，似疲劳状，运动中偶尔有暂停	
3=严重损害，动作开始时犹豫，动作进行中有暂停现象	
4=几乎不能完成测试	

项目	评分
25.双手快速轮替动作（双手同时旋前-旋后、垂直-水平运动，幅度尽可能大）	
0=正常	
1=轻度减慢或幅度轻度变小	
2=明显受累。幅度越来越小，偶尔有停顿状态	
3=严重受累。动作开始时犹豫或动作进行中有暂停现象	
4=几乎不能完成测试	
26.下肢灵活度（快速反复踮起足跟使腿抬起，足跟抬高至少6cm）	
0=正常	
1=动作轻度减慢或幅度轻度变小	
2=中度损害。幅度减小，易于疲劳，动作中偶尔有暂停	
3=严重损害。动作开始时犹豫，动作进行中有暂停现象	
4=几乎不能完成测试	
27.坐椅起立（双手交叉抱在胸前，从靠背椅中起立）	
0=正常	
1=缓慢，可能需尝试1次以上才完成	
2=需撑椅子把手才起立	
3=易跌回椅中；需尝试1次以上，没有他人帮助时，努力撑才能站起	
4=无他人帮助不能站起	
28.姿势	
0=正常	
1=不完全立直，轻度前倾，犹如通常老年人状态	
2=中度前倾姿势，显得异常；也可轻微向一侧倾斜	
3=严重前倾、弯背，也可中度向一侧歪斜	
4=躯体明显弯曲，姿势极度异常	
29.步态	
0=正常	
1=行走缓慢，可小步曳行，但无慌张或前冲步态	
2=行走困难，但很少或不需扶持，可有一定程度的慌张、小步或前冲	
3=严重步态障碍，需扶助	
4=无法行走，甚至扶助时也无法行走	
30.姿势平衡（睁眼直立、双足稍分开，做好准备。检查者自身后突然拉动肩部）	
0=正常	
1=后仰，但不需要帮助而恢复直立位	
2=姿势反应消失。如检查者不扶住患者可跌倒	
3=非常不稳，有自发失去平衡的倾向	
4=无人扶助不能站立	
31.身体运动迟缓和减少（包括协同缓慢、犹豫状态、手臂摆动减少，全身运动幅度小而慢）	
0=无	
1=动作轻微减慢，可能伴摆动幅度减小。对某些人来说可能属正常	
2=动作轻度减慢，肯定的动作减少，可有动作幅度减小	
3=动作中度减慢，动作幅度减小	
4=动作明显减慢，动作幅度减小或消失	

项目	评分
IV.治疗的并发症（记录过去1周的情况）	
a.异动症	
32.持续时间：异动症状占一日觉醒时间的比率	
0=无	
1=1%~25%	
2=26%~50%	
3=51%~75%	
4=76%~100%	
33.功能障碍：异动症所致的功能障碍的程度	
0=无功能障碍	
1=轻度功能障碍	
2=中度功能障碍	
3=重度功能障碍	
4=功能完全丧失	
34.痛性异动症：异动症的疼痛程度	
0=无痛性异动症	
1=轻度	
2=中度	
3=重度	
4=极重	
35.清晨出现的肌张力障碍	
0=无	
1=有	
b.症状波动	
36."关"期是否可以根据服药时间来预测	
0=不可预测	
1=可以预测	
37."关"期是否不能根据服药时间来预测	
0=可预测	
1=不可预测	
38."关"期是否均突然发生（几秒钟内）	
0=不是	
1=是	
39."关"期所占一日觉醒时间的比率	
0=无	
1=1%~25%	
2=26%~50%	
3=51%~75%	
4=76%~100%	
c.其他并发症	

项目	评分
40.厌食、恶心或呕吐	
0=无	
1=有	
41.是否存在睡眠障碍，如失眠或嗜睡	
0=无	
1=有	
42.站立时是否有低血压或感觉头晕	
0=无	
1=有	
V.修订的HOEHN&YAHR分级	
0级=无疾病体征	
1级=单侧肢体症状	
1.5级=单侧肢体＋躯干症状	
2级=双侧肢体症状，无平衡障碍	
2.5级=轻度双侧肢体症状，后拉试验可恢复	
3级=轻至中度双侧肢体症状，平衡障碍，保留独立能力	
4级=严重障碍，在无协助的情况下仍能行走或站立	
5级=患者限制在轮椅或床上，需人照料	
VI.SCHWAB & ENGLAND日常活动能力量表	
100%=完全独立，能做各种家务，速度不慢，毫无困难	
90%=完全独立，能做各种家务，速度稍慢、感觉有些困难	
80%=能独立完成大部分家务，感到吃力、速度缓慢	
70%=不能完全独立，做某些家务较困难，需3~4倍的时间，需用1天的大部分时间完成家务	
60%=轻度依赖，能做大部分家务，但极为缓慢和费力，出错误，某些家务不能完成	
50%=更多地依赖他人，半数活动需要帮助，任何事情均感困难	
40%=极需依赖他人，在帮助下做各种家务，但很少能独立完成	
30%=费力，偶尔一些家务可独立完成或只能完成开始一部分，需要更多的帮助	
20%=不能独立完成任何事情，对少数家务能帮些忙，严重残疾	
10%=完全依赖他人，不能自理，完全残疾	
0%=吞咽障碍，大小便失禁，卧床不起	
总分	

附件4-3-2 帕金森病Webster评分量表

姓名：　　　性别：　　　年龄：　　　科室：　　　床号：　　　住院号：

主诉：

诊断：　　　　　　评定人员：　　　　　　检查日期：

项目	评分
（一）上肢运动障碍	
0：无	
1：做精细活动有困难	
2：各种活动明显困难	
3：动作严重减慢不能书写及做精细动作	
（二）肌强直	
1：颈部肌肉出现，肢体不明显	
2：颈部肌肉中度强直，药物可以缓解	
3：颈部、肢体肌肉重度强直，药物不能缓解	
（三）姿势	
0：正常	
1：头部前倾达12cm	
2：头部前倾超过15cm	
3：头部前倾，肢体显著屈曲	
（四）上肢伴随动作	
1：一侧动作减少	
2：一侧不摆动	
3：双侧不摆动	
（五）步态	
0：良好	
1：步距轻度减小，但转弯不费力	
2：步距小，转弯费力	
3：步距极小，转弯缓慢	
（六）震颤	
1：静止或行走时肢体和头部可见轻度震颤现象	
2：手、头或其他肢体有较严重但不持续的震颤	
3：有严重而持续的震颤，自己无法写字及吃饭	
（七）起坐障碍	
1：轻度困难	
2：中度困难，但不需要帮助	
3：需要帮助	

续表

项目	评分
（八）言语	
0：清晰	
1：轻度嘶哑	
2：中度嘶哑伴口吃	
3：显著嘶哑无力	
（九）面部表情	
1：轻度刻板	
2：中度刻板，伴有流涎	
3：面具脸	
（十）生活自理能力	
0：完全自理	
1：一般事务能处理，能坚持工作	
2：动作减慢，某些活动需要照顾	
3：基本丧失生活自理能力，需要照顾	
总分	

以上10项得分相加，总分在1～10分为轻度；11～20分为中度；21～30分为重度。

附件4-3-3　帕金森病病情程度分期评定法（Hoehn和Yahr分期评定法）

姓名：　　　　性别：　　　　年龄：　　　　科室：　　　　床号：　　　　住院号：

主诉：

诊断：　　　　　　　　　评定人员：　　　　　　　　检查日期：

分期	日常生活能力	分级	临床表现
一期	日常生活不需帮助	Ⅰ级	仅一侧障碍，障碍不明显，相当于韦氏表总评0分
		Ⅱ级	两侧肢体或躯干障碍，但无平衡障碍，相当于韦氏量表总评1~9分
二期	日常生活需部分帮助	Ⅲ级	出现姿势反射障碍的早期症状，身体功能稍受限，仍能从事某种程度工作，日常生活有轻重度障碍，相当于量表总评10~19分
		Ⅳ级	病情全面发展，功能障碍严重，虽能勉强行走、站立，但日常生活有严重障碍，相当于量表总评20~28分
三期	需全面帮助	Ⅴ级	障碍严重，不能穿衣、进食、站立、行走，无人帮助则卧床或在轮椅上生活，相当于量表总评29~30分

评价结果：

附件 4-4：帕金森病患者康复练习案例

案例1：患者，男性，65岁，因"渐进性双上肢震颤2年余加重半月"入院。患者2年前先出现左手震颤，多于静止时出现，半年前蔓延至右上肢。行走时身体略前倾、步距变小、双膝微屈，转弯时动作迟缓。近半月因双手震颤加重，独自进食、系衣扣费力而就诊。查体：意识清晰，略烦躁，问话能正确回答，吐字尚清晰但语速慢，语调平；表情有些刻板，无面舌瘫。四肢痛温觉对称；双手呈搓泥丸样，经主观意识控制震颤可减轻；颈、肩部强直，双上肢肌张力呈齿轮样增强，左上肢明显；双下肢肌张力正常；四肢徒手肌力5级；行走时呈慌张步态，左上肢无摆臂动作，双手略上抬在腰部以下，转弯慢。颈软，无脑膜刺激征，双侧Babinski征阴性。头部CT平扫提示颅脑平扫未见异常。

案例2：患者，女性，63岁。因"双侧肢体抖动、动作缓慢1年余，加重半年"入院。2011年8月，患者出现表情僵硬，话语少，行动不如以前灵活。2012年1月，患者出现休息时右手抖动，站立时较前费力，服用活血药物；2012年7月，患者右手抖动时间延长，有时左手也有抖动，动作较前迟缓，与家庭成员交流减少，服用补钙药物。2012年12月，患者出现双手抖动，行动迟缓进一步加重，有肌肉僵硬酸痛感，不愿参加家庭聚会。患者在当地医院诊断为帕金森病（PD），服用多巴丝肼125mg，一日3次，但因胃肠道反应明显而经常间断服药，并偶尔贴止痛膏药。既往该患者有10余年高血压病史，目前服用降压药物，血压控制正常。患者家族无PD史。入院查体示：神情、表情僵硬，无认知功能障碍，双手静止性震颤，双上肢及右下肢肌张力增高。影像学检查示：两侧半卵圆中心及双额顶叶多发小缺血灶。根据病史、体格检查及影像学检查结果，该患者诊断为PD，H-Y分级为2级。由于该患者的运动和非运动症状同时加重，因此给予普拉克索单药治疗。第1周的剂量为0.125mg，一日3次，患者僵硬感减轻，未出现不良事件；第2周将剂量增至0.25mg，一日3次，患者症状出现改善，抖动较前减少；第3周将剂量增至0.5mg，一日3次，患者症状改善，每次服药后症状控制时间超过4小时，除上午外基本无抖动，疼痛也较前缓解；第4周调整剂量为早0.75mg+中0.5mg+晚0.5mg，患者症状进一步改善，上午抖动变少，心情转好，社会活动增多。同时，患者在治疗第1、2、3、4周的运动症状和非运动症状量表评分比治疗前显著改善。

附件 4-5：帕金森病康复参考资料

帕金森病康复中国专家共识

项目五　周围神经病损患者康复综合实训

【实训目的与要求】

1.理解周围神经病损康复基本知识。

2.熟练掌握周围神经病损患者的面谈要点。

3.熟练运用恰当的康复评定方法对周围神经病损患者进行功能评估。

4.能为周围神经病损患者制订适合的康复治疗方案。

5.熟练运用恰当的康复治疗方法为周围神经病损患者进行康复治疗。

【实训学时】8学时。

【实训准备】

1.知识准备

（1）周围神经病损常见的临床表现及功能障碍

（2）周围神经病损患者常用的评定方法

（3）周围神经病损患者康复治疗原则

（4）周围神经病损患者康复治疗方案的制订

（5）周围神经病损患者功能障碍特点及康复治疗措施

2.用物准备　治疗床、训练用楼梯、OT桌、沙袋、弹力带、手功能训练器、神经-肌肉电刺激治疗仪等评估和训练用设备

3.资料准备　病历、评估量表、纸、笔等

4.病例准备　标准化患者

【实训任务】

任务一　周围神经病损患者面谈

任务二　周围神经病损患者康复评估

任务三　周围神经病损患者康复治疗/干预

【附件材料】

附件5-1：周围神经病损患者实训案例

附件5-2：周围神经病损康复流程

附件5-3：周围神经病损患者康复评定常用量表

附件5-4：周围神经病损患者康复练习案例

附件5-5：周围神经病损康复参考资料

任务一　患者面谈

一、面谈要点

1.询问患者主诉、症状及外伤史。

2.了解患者感觉、运动障碍的程度、分布特点，如右上臂、前臂及右手有无感觉，右肩关节、右肘关节、右手指能否活动等。

3.了解上述功能变化情况，包括受伤后治疗过程的变化，经治疗后右上肢的感觉运动功能有无恢复。

4.曾进行的检查及结果，曾接受过哪些治疗、效果如何等具体诊疗经过。

5.功能障碍对患者生活、工作、社会参与的影响。

6.康复介入情况和康复效果，包括开始康复时间、主要康复方法和效果，功能改善情况，日常生活自理能力和社会参与能力、社会工作能力的改善情况。

7.既往史，了解患者的既往健康状况。

8.个人史，了解患者的婚姻、家庭、职业、性格、兴趣爱好等情况，经济来源、保险、康复期望和态度等相关情况。

二、面谈步骤

1.自我介绍　介绍自己的身份和说明面谈主要目的。

［例］治疗师：您好，我是您的首诊治疗师，您的病历我已经看了，情况我已大致了解，下面想跟您再核实一下可以吗？

2.信息核对　核对患者基本信息，包括姓名、年龄、职业、入院时间、民族、受教育程度、医疗费用类别、就（转）诊来源以及原因等。

［例］治疗师：您叫×××，今年34岁，是装修工人，对吗？

3.现病史　包括受伤原因及经过、伤后主要症状，有无合并症，患者的诊疗过程、康复介入情况和恢复情况，患者的治疗目标和其他治疗者的意见等。

［例］治疗师：×××，您是怎么受伤的？

治疗师：受伤时的情况怎么样？

治疗师：有哪些表现？

治疗师：还有其他地方受伤吗？

治疗师：做过哪些检查？结果怎么样？

治疗师：接受过哪些治疗呢？有没有好转？

治疗师：做过康复吗？什么时候开始接受康复治疗的？效果怎么样？

4.既往史 了解患者的既往疾病情况。

［例］治疗师：之前有过什么病或者外伤吗？

5.社会/健康习惯 包括患者是否喝酒、吸烟和运动习惯。

［例］治疗师：平时有喝酒、吸烟的习惯吗？有没有运动习惯？

6.功能障碍及影响 目前功能状态/活动水平，包括患者目前进食、梳洗、穿衣、洗澡等自我照顾活动、家庭管理、社区和工作活动的水平。

［例］治疗师：现在的具体情况怎么样？主要是哪些方面有困难？

治疗师：日常生活需要家人帮忙吗？

7.功能影响 患病对患者的主要影响。

［例］治疗师：这次生病对您的生活主要有哪些影响呢？

8.支持和限制因素 包括社会史即可能影响治疗的文化或宗教信仰、入院前、当前的和出院后的照顾者、当前和出院后患者的社会经济支持等。职业史包括患者是全职工作还是兼职工作、工作地点在家庭内还是家庭外、是否退休等。生活环境包括患者使用的装置和环境、患者的住宅类型等相关的信息。如患者住处的社区服务、家政服务、医疗救济、康复治疗服务等情况。

9.康复期望和目标 了解患者的康复期望，通过康复治疗期望达到的康复目标。

［例］治疗师：希望通过这段时间的康复治疗达到什么样的目标？

10.结束面谈 总结患者的主要康复问题、康复期望等，与患者再次核实，并对患者的配合表示感谢，鼓励患者积极配合治疗，并说明下一步的评估安排。

三、任务考核

考核要求和评分标准——附录2：A）患者面谈。

任务二　周围神经病损患者康复评估

一、康复评估内容

依据ICF理论框架，围绕身体功能、活动能力和社会参与三个障碍层面进行评定。

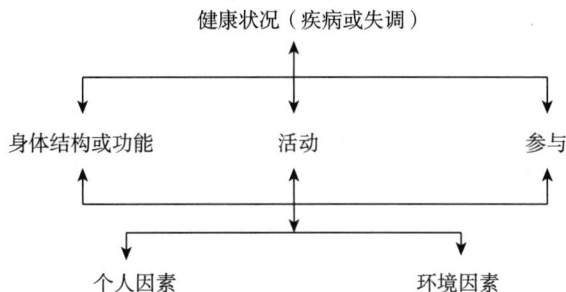

CF理论模式图（WHO，2001）

（一）身体结构与功能方面的评定

1.运动功能评定　主要采用徒手肌力检查法（MMT）评定肌力（附件5-3-1）。

2.感觉功能评定　采用感觉功能评定标准评估感觉功能（附件1-2-11）。

3.神经病理性疼痛评定　采用VAS视觉模拟评分法（附件5-3-2）评估疼痛的程度。

4.综合功能评定　采用中华医学会手外科学会上肢部分功能评定试用标准进行评分，主要包括肩关节功能评定试用标准评分、肘关节功能评定试用标准评分、手功能评定试用标准评分、腕关节评定试用标准评分。

5.心理评定　用汉密尔顿焦虑或抑郁量表进行评定（附件1-2-18、1-2-19）。

（二）个体活动方面的评定

个体活动方面的评定主要进行日常生活活动能力（ADL）评定。常用Barthel指数或改良Barthel指数评定（附件1-2-20）。

（三）社会参与方面的评定

社会参与方面的评定主要包括居住环境、社区环境、社会人文环境、生活质量的评定。常用量表为：世界卫生组织生存质量评定量表（WHOQOL-100）或其简表（QOL-BREF）、健康状况SF-36。

二、康复评估步骤

1.确定评估内容　根据问诊结果和患者的病历资料，分析患者可能存在的功能障碍，如运动功能、感觉、心理以及并发症等方面的功能问题，确定重点评估的内容。

2.选择评估方法　根据患者的病情、需进行的评估内容及现实条件，选择合适的评估方法。

［例］根据查阅病历及问诊结果得知，该患者可能存在右上肢运动功能、感觉功能障碍、疼痛及日常生活活动能力等方面的问题。针对这些问题对患者进行以下评定。

针对运动功能用徒手肌力评定（MMT）评定右上肢各肌群肌力。

针对感觉功能，主要进行上肢的触觉及痛觉等浅感觉、关节觉等深感觉和两点辨别觉检查。

针对疼痛，采用VAS视觉模拟评分法评定疼痛程度。

针对综合功能，采用中华医学会手外科学会上肢部分功能评定试用标准进行评分（包括肩关节功能评定试用标准评分、肘关节功能评定试用标准评分、手功能评定试用标准评分、腕关节评定试用标准评分）。

针对ADL方面，用改良Barthel指数/Barthel指数评定。

3.实施功能评估　进行评估操作时，需注意按照评估项目的操作规范和要求熟练进行评估，患者和治疗师均应采取合适的体位，并保持良好的沟通。注意操作时间不宜过长。

［例］具体评定操作步骤如下。

1.与患者交流：您好，我是您的评估治疗师，现在我要对您进行**评估，如果评定过程中有任何不适请立即告诉我。

2.开始评定操作

3.结束评定：您好，您的评估结束了，谢谢您的配合。后面会根据您的情况给您安排康复治疗。

4.评估结果记录与分析

5.评定结果解释，形成障碍学诊断

［例］该患者的康复诊断：

右臂丛下干不完全性损伤

运动障碍

感觉障碍

神经病理性疼痛

日常生活活动能力障碍

社会参与能力减退

6.设定康复目标，制订康复治疗计划

［例］根据评估结果，该患者目前存在的主要功能障碍是右上肢远端的运动和感觉功能障碍，针对这些功能障碍制订患者的康复目标。

近期康复目标：防止右上肢远端的失用及肌肉萎缩，促进手功能恢复。

远期康复目标：ADL（梳洗、进食、穿衣、洗澡）完全自理、回归社会。

三、任务考核

考核要求和评分标准——附录2：B）康复评估。

任务三　周围神经病损患者康复治疗/干预

一、患者康复治疗方案

（一）早期康复治疗方案

1. **受累关节保持功能位**　用矫形器、石膏托、三角巾、夹板等将受累肢体各关节保持在功能位。例如：腓总神经损伤足下垂时，用足托或穿矫形鞋将踝关节保持在90°功能位；桡神经损伤时，将腕关节固定于背伸20°～30°的功能位。

2. **运动治疗**

（1）关节全范围被动运动　在无痛范围内做受累肢体各关节全范围的被动运动，每天至少3～5组，每个关节各轴向活动由5～10次/组逐渐递增到10～20次/组。

（2）尽早进行主动运动。

3. **肢体按摩**

4. **物理因子治疗**　可采用超短波、微波、激光等疗法。

5. **肢体肿胀的处理**

（1）抬高患肢。

（2）弹力绷带包扎。

（3）向心性按摩。

（4）被固定肢体等长性肌肉收缩运动和受累肢体被动活动。

（5）蜡疗、超短波等物理因子治疗。

6. **受累部位的保护**　如戴手套、穿袜子等；足部损伤者，建议穿柔软适度、防滑且略宽松的鞋子，穿鞋前仔细检查，保证鞋内无异物。

7. **药物治疗**　神经生长因子（NCF），维生素B_1、B_6、B_{12}，复合辅酶等促进神经再生的神经营养药物。

（二）恢复期

1. **促进神经再生**

（1）超短波、微波、直流电离子导入、红外线、蜡疗等物理因子治疗。

（2）高压氧治疗。

2. **神经-肌肉电刺激疗法**　选用三角波电流进行电刺激或调制中频治疗。

3. **运动治疗**

（1）肌力训练　根据肌力检查结果，进行受累神经支配肌肉肌力训练。

肌力为0～1级时，采用电刺激、电针、针灸、中枢冲动传递训练、被动运动、肌电生物反馈、等长收缩等治疗。

肌力为2～3级时，进行主动－助力运动、主动运动及器械性运动。

肌力为3级以上时，进行抗阻力运动，同时进行速度、耐力、灵活性、协调性与平衡性训练。

（2）改善关节活动度　被动牵伸、关节松动技术配合主动活动。

4. 作业治疗

（1）上肢周围神经损伤　进行木工、编织、泥塑、打字、修配仪器、套圈、雕刻、缝纫、刺绣、拧螺丝等操作。

（2）下肢周围神经损伤　进行踏自行车、缝纫机等练习。

（3）精神心理方面　进行文艺和娱乐活动以改善心理状态。

（4）ADL训练　上肢练习进食、洗脸、梳头、穿衣、洗澡等动作；下肢练习踢球动作、踏自行车等。

5. 感觉训练

（1）早期　痛觉、温觉、触觉和定位觉训练。

（2）后期　进行辨别觉训练。

6. 应用矫形器

（1）动力性矫形器　帮助瘫痪肢体完成功能性活动。

（2）代偿性使用矫形器　代偿恢复不完全或不能恢复的功能。如足部肌力不平衡所致足内翻、外翻、足下垂，可用踝足矫形器矫正；大腿肌群无力致膝关节支撑不稳、小腿外翻、屈曲挛缩，可用膝踝足矫形器矫正。

7. 心理治疗

（1）医学宣教、心理疏导。

（2）剪纸、跳交谊舞等作业疗法。

二、康复治疗／干预步骤及流程

1.明确康复目标和康复问题

2.确定康复治疗方案

3.制订康复治疗计划

4.实施康复治疗

5.评估康复治疗效果

6.康复宣教

康复治疗/干预示范举例如下。

［例］根据该患者目前的康复问题、目标，制订康复治疗方案。

物理因子治疗：相关肌群的电刺激，包括神经－肌肉电刺激、功能性电刺激及经皮神经电刺激。

运动治疗：①右上肢被动、助力运动及主动关节活动；②右上肢肌力训练；③加强右上肢运动协调能力训练。

作业治疗：①右上肢增强肌力作业活动训练；②加强右上肢运动协调能力作业活动训练；③右手操作能力训练；④ADL训练；⑤感觉再教育；⑥强制诱导运动疗法。

三、任务考核

考核要求和评分标准——附录2：C）治疗/干预。

附件材料

附件 5-1：周围神经病损患者实训案例

患者，男性，46岁，主因"外伤后右肩、肘关节活动度受限1年"来我院就诊。患者一年前因汽车车祸，右前臂近端粉碎性骨折，无意识丧失，即送当地某院，诊断为：肘关节粉碎性骨折，尺神经损伤，即行手术内固定。给予营养神经、镇痛等治疗，现右侧肩、肘关节活动仍受限，前臂与手部尺侧疼痛、麻木。自伤后以来，精神一般，饮食睡眠可，大小便正常，体重无明显改变。既往无特殊疾病、外伤、手术史，否认肝炎、结核、血吸虫病史，否认药物、食物过敏史。

体格检查：体温36.6℃，呼吸19次/分，脉搏76次/分，血压120/78mmHg，神志清楚，双侧瞳孔等大等圆，对光反射存在。专科检查：PROM：右侧肩前屈0~85°，右肩外展0~70°，右肘屈曲60~125°；右侧三角肌肌力、肱二头肌、肱三头肌肌力4级，右侧腕屈肌群肌力3级，右侧拇内收肌肌力5级，第一背侧骨间肌肌力3级，第二掌侧骨间肌肌力2级，小指展肌肌力1级，第四指深屈肌肌力3-级；右侧前臂尺侧皮肤轻触觉、针刺觉减退，手部尺侧及小指、第四指尺侧皮肤轻触觉、针刺觉缺失；右侧肱二头肌腱反射、肱三头肌腱反射正常，桡骨膜反射减弱；Tinel征阳性。

辅助检查：右肘关节X线片可见陈旧性骨折，骨痂形成愈合良好。肌电图示右侧腋神经、肩胛上神经、肌皮神经传导速度正常，右侧尺神经运动神经传导速度和感觉神经传导速度较对侧减慢，右侧尺神经F波传导速度较对侧减慢，右侧小指展肌、拇展肌、桡侧伸腕肌、尺侧伸腕肌存在大量自发电活动，运动单位电位波幅降低，潜伏期延长，最大募集电位减少，被检肌肉考虑既往有神经性及肌源性损害可能。

视频1
（问诊）

视频2
（评定）

视频3
（康复治疗）

附件 5-2　周围神经损伤康复流程

1.详细询问患者的相关病史及症状学特征。

2.查体时重点关注神经损伤的体征，进行运动功能、感觉功能的检查。

3.查阅及完善相关辅助检查结果，以助于全面判断病情。

4.做出诊断（临床诊断及功能诊断），明确功能障碍，判断预后。

5.与患者、家属及团队沟通确定康复目标和制订康复计划。

6.向患者及其家属告知病情、预后、康复治疗方案并进行宣教。

7.开出康复治疗处方，由相关康复治疗师安排治疗，酌情请针灸、按摩医师行针灸、按摩治疗，酌情请矫形器师评定矫形器的应用。

8.执行康复治疗计划，全程监测病情。

9.康复治疗2周后再次进行康复评定（肌力、肌张力、关节活动度、日常生活活动能力等），继续或重新制订康复治疗处方。

10.出院前康复评定（肌力、肌张力、关节活动度、日常生活活动能力等）。

11.向患者及家属交代出院后康复方法、注意事项及复诊时间；必要时转介患者前往下级医疗康复机构继续康复治疗。

附件 5-3　周围神经病损患者康复评定常用量表

附件5-3-1　视觉模拟评分（VAS）

具体做法：在纸上面划一条10 cm的横线，横线的一端为0，表示无痛；另一端为10，表示剧痛；中间部分表示不同程度的疼痛。让患者根据自我感觉在横线上划一记号，表示疼痛的程度。

0 cm：0分，无痛，无任何疼痛感觉。

1~3 cm：1~3分，轻度疼痛，不影响工作、生活。

4~6 cm：4~6分，中度疼痛，影响工作，不影响生活。

7~10 cm：7~10分，重度疼痛，疼痛剧烈，影响工作及生活。

指导语：这里有一条横线，最左端表示无痛，最右端表示无法忍受的剧痛。请您根据自我感觉的疼痛程度，在这条横线上划上标记。

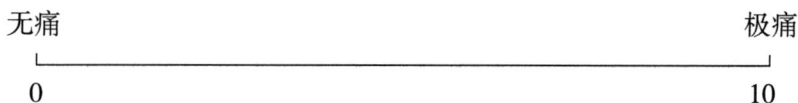

无痛 　　　　　　　　　　　　　　　　　　　　　　　　　　极痛

0 　　　　　　　　　　　　　　　　　　　　　　　　　　　10

附件5-3-2　徒手肌力评价记录表

姓名：　　　　性别：　　　　年龄：　　　　科室：　　　　床号：　　　　住院号：

主诉：　　　　　　　　　受伤时间：

诊断：　　　　　　　　　评定人员：　　　　　　　检查日期：

左侧	部位	检查项目	肌群	右侧
	肩胛骨	上回旋	斜方肌、前锯肌	
		下回旋	胸小肌	
		前伸	前锯肌	
		后缩	斜方肌中束	
			菱形肌	
		上提	斜方肌上束、肩胛提肌	
		下降	斜方肌下束	
	肩	屈	三角肌前束	
		伸	背阔肌	
			大圆肌	
		外展	三角肌中束	
		内收	冈下肌、肩胛下肌	
		水平屈	三角肌后束	
		水平伸	胸大肌	
		外旋	外旋肌群	
		内旋	内旋肌	
	肘	屈	肱二头肌	
			肱桡肌	
		伸	肱三头肌	
	前臂	旋前	旋前肌群	
		旋后	旋后肌群	
	腕	掌屈	桡侧腕屈肌	
			尺侧腕屈肌	
		背伸	桡侧腕长、短伸肌	
			尺侧腕伸肌	
	颈	屈	胸锁乳突肌	
		伸	后伸肌群	

续表

左侧	部位	检查项目	肌群	右侧
	躯干	屈	腹直肌	
		伸	胸部伸肌群	
			腰部伸肌群	
		旋转	腹内斜肌	
			腹外斜肌	
		骨盆上提	腰大肌	
	髋	曲	髂腰肌	
		伸	臀大肌	
		外展	臀中肌	
		内收	内收肌群	
		外旋	外旋肌群	
		内旋	内旋肌群	
	膝	屈	股二头肌	
			半腱、半膜肌	
		伸	股四头肌	
	踝	背屈	胫骨前肌	
		跖屈	腓肠肌	
			比目鱼肌	
		内翻	胫骨后肌	
		外翻	腓骨短肌	
			腓骨长肌	

徒手肌力评定量表

Daniels和worthingham法	Kendall法	MRC分级法
0（零）	0	0，没有肌肉的收缩
T（微弱）	5%	1，有肌肉的收缩，但没有关节的活动
P（差）	20%	2，有关节的活动，但不能抵抗重力
F（尚可）	50%	3，有关节的活动，且可抵抗重力
G（较好）	80%	4，有关节的活动，且可抵抗阻力和重力
N（正常）	100%	5，有关节的活动，且能够抵抗最大的阻力和重力

附件 5-4：周围神经病损患者康复练习案例

案例1： 患者，女性，45岁。主因"右手示指麻木不适1个月"来我院门诊就诊。患者1个月前无明显原因出现右手示指麻木不适，劳累后症状加重，休息后症状可缓解。症状逐渐加重，并逐渐扩散至右手拇指、中指，夜间各指不适明显，在外院诊断为"腕管综合征"。行腕管切口减压手术，术后手指麻木减轻。起病以来，患者精神一般，饮食睡眠可，大小便正常。既往无特殊疾病、外伤、手术史。否认肝炎、结核、血吸虫病史，否认药物及食物过敏史。

查体：体温36.6℃，呼吸19次/分，脉搏76次/分，血压120/78mmHg，神志清，双侧瞳孔等大等圆，对光反射存在，咽无充血，双侧扁桃体无肿大，颈软，皮肤巩膜无黄染，皮肤无破溃。心率76次/分，律齐，未闻及杂音，双肺听诊呼吸音清，腹平软，肝、脾肋下未及，腹部无包块，无压痛及反跳痛，肠鸣音正常。脊柱四肢无畸形，下肢无水肿。专科检查：右手大鱼际肌轻度萎缩，右手各指指甲无脱落，右拇指、示指、中指及环指桡侧皮肤痛觉减退，右手掌侧皮肤痛觉无减退，右手拇指外展、对掌无力，腕部Tinel征阳性，Phalen征阳性。

特殊检查如下。

X线片检查示：腕骨骨性结构正常。

神经传导速度示：腕管远端正中神经感觉潜伏期延长，感觉传导速度减慢，运动潜伏期延长。

肌电图检查示：拇短展肌大量自发电位，轻度收缩时拇短展肌运动单位电位时限增宽，波幅增高，大力收缩时呈单纯相。

超声检查示：腕管内正中神经受压，变扁平，腕管入口处正中神经变粗。

案例2： 患者，男性，45岁，因"右上臂肿痛伴垂腕14天"入院。2周前患者因车祸致右上臂损伤，在当地急诊检查X线片示右肱骨下段骨折，断端轻度移位，骨科行常规处理（小夹板外固定+肘关节功能位制动）以及脱水消炎和神经营养等药物治疗，因右上肢功能障碍转入康复科。患者既往身体健康，否认肝肾疾患，无高血压、心脏病、糖尿病和传染性疾病史。

入院体格检查：体温36℃，脉搏68次/分，呼吸20次/分，血压110/70mmHg。神志清，双侧瞳孔等大等圆，对光反射存在，咽无充血，双侧扁桃体无肿大，颈软，皮肤巩膜无黄染，皮肤无破溃。心率76次/分，律齐，未闻及杂音，双肺听诊呼吸音清，腹平软，肝、脾肋下未及，腹部无包块，无压痛及反跳痛，肠鸣音正常。

专科检查：右上臂肿胀，右上臂中下段有压痛，屈肘功能位，右肩关节活动良好，无压痛，右前臂和右手稍肿胀，右前臂伸肌张力较对侧低，垂腕屈指，右侧桡神经支配区感觉减退，右手指末梢循环尚可。

辅助检查X线片示：右肱骨下段骨折，断端轻度移位。

案例3： 患者，男性，50岁，左踝背伸无力6周。既往高血压病史4年。6周前左膝关节被车碰撞，当即出现左膝肿胀明显疼痛。当时急诊骨科摄片未见明显骨折，但局部肿胀明显，予以石膏固定。拆除石膏后，李先生发现行走时足尖下垂，左踝背伸无力，经骨科神经吻合后，建议来康复医学科就诊。查体：左小腿肌肉萎缩。小腿最粗径：左侧37cm，右侧39.5cm。左足动脉搏动正常。左下肢无纵向叩击痛，左小外侧、左足背轻触觉及针刺觉减退。徒手肌力测试：左髂腰肌肌力5级，股四头肌肌力3级，左踝、趾背伸肌0级，腓肠肌肌力3级。主动关节活动度：左踝背伸0°，被动关节活动度：左踝背伸20°。改良Barthel指数90分。坐位平衡3级，站位平衡1级，步行时用力抬高下肢，左足下垂内翻，呈跨越步态。

辅助检查如下。肌电图（EMG）：左下肢胫骨前肌、腓骨长肌、趾短伸肌静息状态下见大量纤颤波、正锐波，轻收缩左胫骨前肌、腓骨长肌偶见募集，重收缩募集减少，趾短伸肌无募集。神经传导（NCV）：左腓总神经波幅较对侧明显降低，跨腓骨小头处传导速度明显下降，F波未引出。左腓浅神经SNAP未引出；余下肢被检神经运动和感觉神经潜伏期、波幅、传导速度正常范围。

附件 5-5：周围神经病损康复参考资料

1.周围神经损伤康复临床路径

2.周围神经损伤居家康复指南

附　录

附录1　补充知识——面谈

面谈是指在阅读病历的基础上，与患者或家属等人进行的谈话。

一、面谈的重要性和目的

面谈的目的可以分为两个方面，其一是通过问诊获得有关信息，其二是通过面谈培育、建立与患者和谐的关系。

1.通过问诊获得相关的信息资料　有些情况无法通过阅读病历或观察获得。因此通过问诊来听取患者关于过去、现在和将来的情况以及对未来的需求和想法等，是采集病史的重要手段。关于患者的需求或想法等也可以通过其他方式，如通过书面提问的方式进行收集，但通过面对面的谈话，可以从患者的表情、语气、态度、动作等获得书面答题所不能得到的丰富的信息。一个具有深厚医学知识和丰富的临床经验的治疗师，常常在问诊中就能对患者存在的问题作出相对准确的障碍诊断。忽视问诊将可能使病史采集粗疏，造成不准确的临床判断；对病情复杂而又缺乏典型症状和体征的患者，深入细致地问诊就更为重要。

2.培育和建立与患者的和谐信赖的关系　由于对医疗环境的生疏或就诊时的紧张，患者在与治疗师开始交谈时，往往不能顺畅有序地陈述自己的感受和病情经过，以及对未来的想法。再者，初诊患者内心隐藏着各种各样的疑问，如什么是物理治疗，治疗时疼吗、可怕吗，我的身体状况能承受吗，能治好吗，能尽快重返工作岗位吗，将来生活能自理吗，等等。治疗师应当能够清楚地预测和了解到患者的这些心态，主动创造一种宽松和谐的环境氛围，以解除患者的不安和疑惑。通过面谈，建立治疗师与患者情感上的交流与沟通；帮助患者对治疗产生欲望，在理解康复治疗的基础上，满怀信心地共同完成康复计划。因此，治疗师与患者第一次见面的瞬间，康复治疗即已开始。

二、面谈与问诊

问诊是面谈过程中的一个主要组成部分。在临床医学中，问诊是临床医生通过对患者或有关人员的系统询问而获取医学临床资料的诊法。在康复医学中，问诊的范围更加广泛，不仅包括医学方面的病史，还包括个人的功能史、居住环境、社会及文化方面的信息，这些信息对于治疗师判断预后、制定治疗计划具有重要的价值。

三、面谈的方法和技巧

1.面谈的流程

（1）对话的导入　包括对患者表示问候、自我介绍、询问患者对康复的理解和对康复治疗的要求等，简明扼要地介绍的本专业能为患者提供的服务，并表达愿意为其解除痛苦和满足患者的要求尽自己所能。

（2）问诊　通过对患者或有关人员的系统询问来获得有关资料。问诊是采集病史的重要手段。在提问中除了了解主诉、现病史、既往史、治疗过程等医疗方面的信息外，还要注意对患者的功能史、社会状况进行了解。这是康复医学不同于临床医学的特点之一。

（3）结束面谈　面谈结束时，对患者的配合表示感谢，安排和说明随后将要进行的各种检查和时间安排等。

2.问诊的方法　进行面谈时，通过提出问题来获得信息。提问的方法和态度会影响到面谈的质量和可获得的信息量。提问可采用开放式和闭合式两种方法。首先用开放式提问接近患者最关心的问题，然后采用闭合式提问，探出具体症状的表现特点。

（1）开放式提问　所提问题需要患者说明、解释或理解后自由发挥，是回答何时、何地、出现什么问题、如何出现等一类的问题。例如，你哪里不舒服、什么时候开始的、多长时间了、请描述一下你的感受、有哪些因素可加重或减轻、接受过哪些治疗、疗效如何、通过开放式提问可以了解到患者的主诉、忧虑或期望。

（2）闭合式提问　提问非常具体，如能独立行走吗、行走过程中出现疼痛吗。患者只需对具体提问进行肯定或否定的简单回答。因此，闭合式提问是回答"是不是、能不能"等一类的问题。通过闭合式提问，可以了解具体的症状或问题的特点。

面谈还需注意其他技巧，如目光、语言要素、姿势和态度、治疗师与患者的距离、面谈的环境等。

四、面谈注意事项

1.创造一种宽松和谐、可让患者自由叙述的氛围。

2.面谈时，治疗师要遵守社会交往中的一般原则：待人接物态度诚恳、友善，尊重对方，语言文明礼貌，服装整洁。

3.避免诱导提问和逼问或质问。诱问和逼问多出现在闭合式提问中，当患者的回答与治疗师的想法有距离或回答缓慢时，不应诱导和逼问以免患者为满足治疗师而随声附和。避免重复提问，提问时应注意系统性、层次性、目的性和必要性，治疗师全神贯注地倾听患者的回答。问了又问和杂乱无章的提问是漫不经心的表现。

4.避免使用有特定意义的专业术语。如分离运动、制动、挛缩、间歇性跛行等，以免患者发生错误理解，致使所提供的资料不准确，干扰治疗师的诊断思维。

5.关于个人隐私，如婚姻、家庭成员、住房情况、学历、职业经历、经济状况等，询问时要慎重。

6.患者有交流障碍或认知障碍或患者为小儿时，可向患者亲属或照料者收集有关信息。

五、面谈的内容

在提问中，除了了解主诉、现病史、既往史、治疗过程等有关医疗方面的信息外，治疗师还要注意收集与患者康复相关的各种信息。这些内容都与患者能否很好地配合训练或治疗师设计和制订计划时的具体内容有密切的关系。问诊的内容分类见下表。

问诊内容

问诊项目	问诊内容
功能史	进食、穿衣、梳洗、洗澡、如厕、床上活动、转移、移动（轮椅、行走、机动车）、上下楼梯等
个人背景	受教育背景（学历、专业）、职业（具体行业、工作环境、上下班的方式如乘公共汽车、骑自行车、开车、步行等）兴趣爱好、每日生活规律和生活方式
家庭背景	家庭成员、患者在家中的地位、作用以及与家人的关系和睦与否
居住环境	住宅的结构、房间的面积、布局，居住地周围的环境
经济状况	经济收入与来源、经济负担等
医疗费用	当地政策、法规，医疗费用支付情况（保险种类、公费、自费）

通过患者对提问的回答，治疗师可大致判断存在的问题，是否需要或可以通过康复治疗解决。但是，通过面谈所得信息的准确性依赖于患者对问题的感知程度，因此该类资料为主观性资料。欲获得客观性资料或信息，还需进一步做实际观察和检查。

附录2　考核要求和评分标准

A）患者面谈

标准　学生需要表现出有良好的职业素质和很好的交流沟通技巧，对于自身所进行的操作能够很好地把握，如自身操作时所处的姿势和患者在检测时的主观感受；意识到操作时患者的体位。询问病史：询问与患者病情相关的问题（举例如下但又不局限于此），可能包括呼吸短促的主诉、吸烟史、疼痛和其他有关的症状；家庭情况，生活方式或家庭支持情况；相关的活动状态；有利于制订合理治疗计划的其他相关信息。

标准	优秀（7~10）	良好（4~6）	差（0~3）	评分
专业行为/道德素养和交流能力（口语和非口语技能）	与患者关系非常和谐，对患者的反应和需求处理得当且反应灵敏。能够灵活变通以使患者能够明白所提问题，并能表达出对患者的同情和关怀	与患者关系较和谐，使用恰当的方式使患者易于理解，但没有充分的表达出对患者的关怀，也不能及时对患者的问题给予反馈	不能很好的与患者接触，或与患者关系不和谐，对患者的反应不敏感，交流方式运用不当，忽略患者的需求或对患者不够关心	
操作时自身体位，所需仪器的摆放位置以及患者的体位	非常好，能够很好的知道操作时自身所处的姿势，同时能选择使患者舒适的体位进行操作，并且能够把所需的仪器放在离患者合适的位置处	良好，能够知道操作时自身所处的姿势和患者的体位摆放；但有时也会疏忽这一点，不知道该如何合适的摆放所需仪器	极差，不知道自身该处于何种姿势进行操作，也不知道该如何摆放患者的体位且使患者感到不舒服	
所得信息的质量	获得与个体患者相关的特定的准确信息	获得与患者疾病相关的基本信息	忽略很多相关问题，不能解决患者关心的问题	
面谈的组织能力	很有逻辑，能够灵活处理	偶尔会忽略，但仍能得到要求的信息	非常差，不确定所问的问题，不能询问相关的问题	
时间的管理能力	能有效的充分利用时间	偶尔会停顿，有些问题时间花费太长以及遗漏一些问题	没能有效利用时间，不能完成	

评论：

A部分总分：_____/50

B）康复评估

标准 学生需要表现出有良好的专业行为和很好的交流沟通技巧，能意识到进行操作时自身所处的姿势和患者的体位，能根据体格检查的程序对患者进行恰当和精确的康复评估程序和内容（举例如下但又不局限于此：听诊技能，测试肺功能评估，测试氧饱和度，评估患者循环系统情况和筛查深静脉血栓；测量关节活动范围、肌张力和肌力，进行与关节稳定性有关的特定检查，使用VAS量表评定疼痛情况，评定呼吸障碍的情况等）。

标准	优秀（7~10）	良好（4~6）	差（0~3）	评分
职业素质/道德素养和交流能力（口头或非口头技能）	与患者关系非常和谐，对患者的反应和需求处理得当且反应灵敏。能够灵活变通以使患者能够明白所提问题，并能表达出对患者的同情和关怀	与患者关系较和谐，方式选取恰当使患者易于理解，但不能充分的表达出对患者的关怀，也不能及时对患者的问题给予反馈	不能很好的与患者解除，或与患者关系不和谐，对患者的反应不敏感，交流方式运用不当，忽略患者的需求或对患者不够关心	

续表

标准	优秀（7~10）	良好（4~6）	差（0~3）	评分
操作时自身体位，所需仪器的摆放位置以及患者的体位	非常好，能够很好的知道操作时自身所处的姿势，同时能选择使患者舒适的体位进行操作，并且能够把所需的仪器放在离患者合适的位置处	良好，能够知道操作时自身所处的姿势和患者的体位摆放；但有时也会疏忽这一点，不知道该如何合适的摆放所需仪器	极差，不知道自身该处于何种姿势进行操作，也不知道该如何摆放患者的体位且使患者感到不舒服	
康复评估的表现	准确有效率	良好，评估时偶会出错	忽略了某些有需要的评估和试验	
处理患者的能力	优秀，能够调整患者的需求，能够表达出对患者的关怀	良好，大多时候能够使患者感到舒适，偶尔没有意识到患者的需求	非常差，意识不到检查时患者的体位摆放，影响评估的进行	
组织评估的能力	检查顺序有逻辑性，检查得全面得当，包括了与疾病相关的所有检查与试验	偶尔会忽略某些评估，但基本能按照检查程序完成所有的测试	组织能力很差，不能确定评估程序和内容	

时间的管理
能有效地充分利用时间
偶尔会停顿，有些问题时间花费太长以及遗漏一些问题
没能有效利用时间，不能完成检查

评论：

B部分总分：＿＿＿＿＿＿/60

C）治疗/干预

标准　学生需要表现出良好的专业行为和很好的交流沟通技巧，能意识到进行操作时自身所处的姿势和患者的体位，选择恰当的操作技术解决患者的问题，并提出有针对性的问题。希望能够执行对患者安全有效的操作技术，同时包括对患者进行教育。

标准	优秀（7~10）	良好（4~6）	差（0~3）	评分
职业素质/道德素养和交流能力（口头或非口头技能）	与患者关系非常和谐，对患者的反应和需求处理得当且反应灵敏。能够为患者提供清晰有效的指导	与患者关系较和谐，方式选取当使患者易于理解，偶尔会忽略提供给患者反馈信息	不能很好的与患者接触，或与患者关系不和谐，对患者的反应不敏感，不恰当的指导	
操作时自身体位，所需仪器的摆放位置以及患者的体位	非常好，能够很好的知道操作时自身所处的姿势，同时能选择使患者舒适的体位进行操作，并且能够把所需的仪器放在离患者合适的位置处	良好，能够知道操作时自身所处的姿势和患者的体位摆放；但有时也会疏忽这一点，不知道该如何合适的摆放所需仪器	极差，不知道自身该处于何种姿势进行操作，也不知道该如何摆放患者的体位且使患者感到不舒服	

169

续表

标准	优秀（7~10）	良好（4~6）	差（0~3）	评分
仪器的管理	能够选择和操作合适的仪器治疗患者，能确保治疗的有效性和安全性	能够根据需要选择仪器治疗患者，但偶尔会忽略仪器位置的摆放是否得当	仪器管理能力差，对仪器的功能认识不足且治疗患者时位置摆放不当	
所给指令和对治疗技术的解释	正确，及时，有效	普遍有效，但不能完全纠正患者的错误和及时给与患者反馈	不能准确的指导患者，即便患者未跟上治疗步骤也不能意识到	
处理患者的能力	能够很好的引导患者，在治疗过程中为患者提供帮助和支持，能够满足患者的需求，并表达出对患者的关怀和注意	能够为患者提供恰当的治疗，偶尔会意识不到患者的需求以至于不能提供帮助和支持	处理能力差，不知如何摆放患者的体位，在治疗过程中使患者感到不舒服或使治疗进行困难	
反馈和鼓励	给患者提供及时恰当的反馈	能够提供充分的反馈，但偶会遗漏某些合适的反馈	反馈不当或不能提供反馈	

时间的管理能力

能有效地充分利用时间

偶尔会停顿，有些问题时间花费太长以及遗漏一些问题

没能有效利用时间，不能完成操作

评论：

C部分总分：_____/70

D）临床思维

标准　学生需要通过与患者的访谈和交流来确定患者的问题；能够有效的制定一个合适的治疗计划/干预。在给患者的指令中以及给患者施与治疗和建议的过程中，学生能够展现出选择特定治疗技术的合理性，能够基于个体患者的病情修正治疗技术。

标准	优秀（7~10）	良好（4~6）	差（0~3）	评分
确认患者的问题	正确全面	能够确认主要的问题但遗漏了与个体患者相关的特定问题	确认的问题是不正确的	
制定合理性的治疗计划	正确解决患者的问题，对所运用的技术了解其适应证、禁忌证以及能够进行必要的修正	能够解决主要问题但会有一些遗漏	对患者的管理是不恰当的或差的	

评论：

D部分总分：_____/20